JN102778

脳卒中
Stroke
リハビリテーション
rehabilitation

特集 セラピストがみる
脳画像と臨床

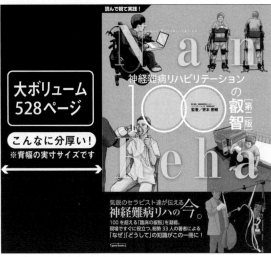
書籍のお申込は、書店もしくは弊社ウェブサイト（http://www.gene-books.jp/）まで!!

株式会社 gene
〒461-0004　愛知県名古屋市東区葵1丁目26-12　IKKO新栄ビル 6階
TEL:052-325-6611（出版）　FAX:050-3852-1905　e-mail:publisher@gene-llc.jp

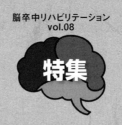

特集

セラピストがみる脳画像と臨床

　日本にコンピュータ断層撮影法（CT）が導入されたのが1975年、核磁気共鳴画像法（MRI）が1982年である。導入から半世紀になろうとしている。医療機関へのその普及率は世界のトップクラスともいわれている。一般的には半世紀も経過すれば相当の情報の蓄積がなされるものである。CTが導入された頃の日本の医療界では階層性が強く、医療情報を医療スタッフが自由に見れるという環境ではなかったが、間もなく医療はチームで行うものであるという認識が定着し、カルテも画像の類もセラピストが必要なときに見れるようになった。さらにこの20年ほどでカルテの電子化が進み、各職種間で記録やデータも簡単に共有できる環境になった。脳画像の閲覧も簡単且つ詳細に可能になり、積極的に臨床応用が期待できるレベルになっている。

　しかし、これまでの現実は悲惨であり、評価やアプローチのために脳画像を読み解くセラピストの育成はほとんどできていない。卒前教育のレベルでは皆無と言ってよい。卒後においても、著名なリーダーたちの「セラピストは現象を見て判断してアプローチを考えるべきである。脳は個別性があるから脳画像を見ても意味がない」という発言から、脳画像を積極的に臨床に取り入れることのできない多くのセラピストたちが育った。脳はブラックボックスと言われた反射生理学の時代からここまで可視化された現代社会に変遷してきても、そこに適応できないセラピストたちが多いことは悲しいことである。彼らの先に脳卒中患者がいることを考えるとき、早急に対策を講じなければならないと考えている。

　幸いに来年度からセラピストたちが脳画像を臨床利用すべく、卒前教育の指定規則が改定された。脳画像と臨床でみられる諸々の現象とをマッチングするような蓄積はまだまだ緒についたばかりであり、当面は卒前においても卒後においても教育に活かしていくことは大変な状況が続くものと思われる。とは言え、一歩を踏み出さなければ明日に繋がることはあり得ないので、本号特集では「セラピストがみる脳画像と臨床」と題して、医師ではないセラピスト目線の脳画像のみかたを臨床現象と合わせて5名のセラピストに解説していただいた。この領域においてセラピストとしてはあまり先達のいない中で、勇気と苦悩とが交錯した取り組みになったことは想像に難くない。改めて感謝したい。症例報告も特集を参考にしながら読み進めていただくと、あるべきセラピストとしての姿勢が見えてくるのではないだろうか。

（千里リハビリテーション病院　副院長　理学療法士　吉尾　雅春）

写真でわかる！
1冊で習得する！

嚥下障害

エクササイズ＆ストレッチ

マスターBOOK

[第二版]

これから嚥下障害を学ぶ第一歩として、そして嚥下障害に
かかわるセラピスト必携の書としても、おすすめの一冊です。

嚥下障害の入門書決定版！

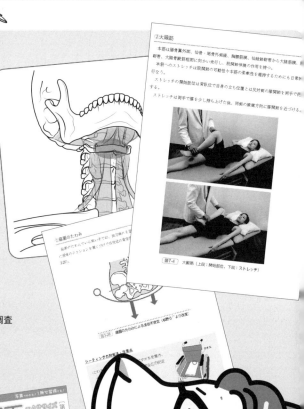

写真でわかる！　1冊で習得する!
嚥下障害―エクササイズ＆ストレッチマスターBOOK―［第二版］
編・監・著／鈴木重行（名古屋大学名誉教授・医学博士・理学療法士）
ISBN978-4-905241-77-5/170ページ / 本文2色 / 販売価格 3800 円＋税

理学療法士がみた急性期中大脳動脈領域梗塞の脳画像と臨床現象

社会医療法人 医翔会 札幌白石記念病院　理学療法士

安部 陽子

1　はじめに

　脳卒中は主に、脳梗塞・脳出血・くも膜下出血からなり、その中で脳梗塞は脳卒中全体の約70％を占める[1]。脳梗塞は、脳動脈の閉塞あるいは高度狭窄のため、脳局所の虚血を来たし脳実質が壊死に陥ったものをいう。脳を栄養する血管には内頚動脈、前大脳動脈、中大脳動脈、後大脳動脈、脳底動脈、椎骨動脈などの主幹動脈といわれる太い血管があるが、脳梗塞の頻度では75 〜 80％が中大脳動脈閉塞である[2]。また、中大脳動脈の穿通枝は大脳基底核や大脳深部白質を栄養し、皮質枝は前頭葉外側、側頭葉、頭頂葉など大脳の広範を灌流している。よって頻度が高いこと、灌流域が広いことから、中大脳動脈はrt-PA静注療法や脳血管内治療を代表とする脳梗塞急性期治療の指標にもされている[3][4]。同じ脳梗塞でもその閉塞機転や発症からの時間、血管の状態によって脳梗塞のなり様が異なり、様々な画像診断を基に急性期治療が行われている。それに続くリハビリテーションの場においても脳画像をみる力は重要であり、単に症状と一致するか検討するだけでなく、改善する症状か残存する症状かの予後予測ができる。急性期リハビリテーションでは、限りある時間の中で患者さんを的確に評価し、適切な転帰調整をして、脳の機能回復を最大限に引き出す責務がある。ここでは、急性期中大脳動脈領域の梗塞に的をしぼり、急性期脳梗塞治療後の画像変化を示すとともに、これらの画像をどのようにリハビリテーションの場に活用しているのかを紹介する。

2　中大脳動脈の解剖

　脳梗塞の急性期画像診断として一般的なものは拡散強調画像（diffusion weighted image: DWI）を含めた磁気共鳴画像（Magnetic Resonance Imaging：MRI）の断面像であるが、加えて血管の描出具合をみることも重要である。特に急性期では血管が自然に、あるいは後述する脳血管内治療により再開通することで、一時的に認められた神経症状が消失または軽減することがある。現状の脳の灌流状態を把握することはセラピストにとっても重要な評価材料となる。

　中大脳動脈は枝分かれしながら走行し、解剖学的に中枢側から末梢側にかけて4つの部位に区分される。まず、内頚動脈から前大脳動脈と中大脳動脈に分かれるところから始まり、水平外側に走り、2本または3本に分岐

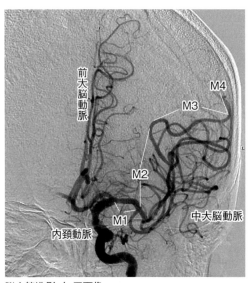

脳血管造影 左 正面像
図1　中大脳動脈の走行

するまでをM1（水平部）と呼んでいる。このM1からはレンズ核線条体動脈という穿通枝を分枝する。2または3本に分岐してからをM2（島部）と呼び島皮質を上行してシルビウス裂の奥まで進む。そこから180度向きを変えM3（弁蓋部）はシルビウス裂に沿って外側へ弁蓋部まで走る。M4（皮質部）はシルビウス裂を出て脳表を走る[2,8]（図1）。

　例えばM1の近位部で閉塞すると穿通枝領域（深部白質）も含め皮質全領域が梗塞になる。M2の1本が閉塞するとその先の皮質枝の灌流域は梗塞になるが、他方の皮質枝領域は保たれる。つまり中大脳動脈の分枝とその灌流領域（図2）を知れば、閉塞部位以降の血流が絶たれた場合に出現する神経症状を予測できる。

1.　皮質枝

　脳動脈には多くのバリエーションが存在する[2]。ここで模式図として挙げた図はM2が2本に分岐するタイプで、1本目は前頭葉分枝と頭頂葉への前頭頂動脈、2本目は側頭葉分枝と頭頂葉への後頭頂動脈、角回動脈である（図3）。

> **前頭葉への皮質枝**

①眼窩前頭動脈　（orbitofrontal artery以下、a.）
・下前頭回眼窩部を灌流。文章理解が損傷される[6]。

②前頭前動脈（prefrontal a.）
・上前頭回下部・中前頭回を灌流。遂行機能障害等、前頭葉機能の障害がみられる。

③中心前動脈（precentral a.）
・中前頭回後部・中心前回を灌流。

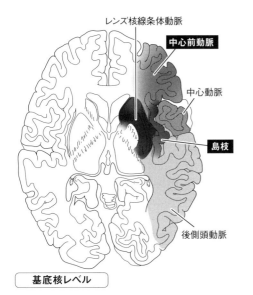

図2 中大脳動脈の灌流領域

基底核レベル

側脳室体部レベル

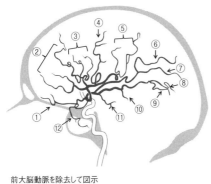

前大脳動脈を除去して図示

図3 中大脳動脈模式図

中大脳動脈皮質枝	英語表記
① 眼窩前頭動脈	orbitofrontal a.
② 前頭前動脈	prefrontal a.
③ 中心前動脈	precentral a.
④ 中心動脈	central a.
⑤ 前頭頂動脈	anterior parietal a.
⑥ 後頭頂動脈	posterior parietal a.
⑦ 角回動脈	angular a.
⑧ 側頭後頭動脈	temporo-occipital a.
⑨ 後側頭動脈	posterior temporal a.
⑩ 中側頭動脈	middle temporal a.
⑪ 前側頭動脈	anterior temporal a.
⑫ 側頭極動脈	temporal polar a.

理学療法士がみた急性期中大脳動脈領域梗塞の脳画像と臨床現象

・左（優位側）脳障害では全失語となることもあるが次第に運動性のみになる[5]。

・韻律障害のみのこともある。

・ブローカ野（左下前頭回の前頭弁蓋部三角部）では運動性失語を呈する。

・麻痺は顔面や上肢が主で改善される。

④中心動脈（central a.）

・中心前回・中心後回を灌流。運動麻痺、感覚障害、構音障害がみられる。

頭頂葉への皮質枝

⑤前頭頂動脈（anterior parietal a.）

・中心後回後部・上頭頂小葉の前部・下頭頂小葉の前部を灌流。

⑥後頭頂動脈（posterior parietal a.）

・上頭頂小葉の後部・下頭頂小葉の後部・縁上回を灌流。

　⑤⑥をふくめ、右脳障害優位に出現する障害として、構成障害（立体や平面など物体の形を捉える力の障害）、着衣失行、視

空間失認、半側空間無視、病態失認、左脳障害では観念運動失行、音韻性錯誤（縁上回）やジャーゴン等の失語を呈する[6]。

⑦角回動脈（angular a.）

・上側頭回後部・角回・縁上回を灌流。

・左角回ではGerstmann症候群（手指失認、左右失認、失書、失算）を呈する。

・同名半盲〜1／4同名半盲、立体覚障害、位置覚障害、構成障害などを呈する[5]。

側頭葉への皮質枝

⑧側頭後頭動脈（temporo-occipital a.）

・外側後頭回下部・上側頭回後部を灌流。

⑨後側頭動脈（posterior temporal a.）

・上側頭回後部・中側頭回後部を灌流。ウェルニッケ野（左上側頭回後部）では感覚性失語を呈する。

⑩中側頭動脈（middle temporal a.）

・上側頭回中部・中側頭回中部・下側頭回中部〜後部を灌流。

⑪前側頭動脈（anterior temporal a.）

・上側頭回・中側頭回・下側頭回前部を灌流。

⑫側頭極動脈（temporal polar a.）

・下側頭回前極部を灌流。

　※上側頭回は対象中心の半側空間無視に関わり、下側頭回は自己身体中心の半側空間無視に関わると考えられている。

　※中側頭回・下側頭回は視覚認知を担っており、視覚失認の責任病巣となる[7]。

2．穿通枝

中大脳動脈の穿通枝は10本前後でそのほとんどがM1から分枝している[8]。

代表的な穿通枝はレンズ核線条体動脈であ

る。その灌流域は基底核、内包、放線冠であり、内包や放線冠の障害では顔面や上肢に強い麻痺を呈する。大脳基底核（尾状核・被殻・淡蒼球・視床下核・黒質など）の障害では錐体外路症状を呈する他、視床や前頭葉と関連があり遂行機能や行動の抑制、情動などの高次脳機能と密接に関連している[2]。

3．島枝

島は大脳皮質の各領域と結ぶ繊維、大脳皮質の各領域と基底核や辺縁系を結ぶ繊維が交錯するところであり、種々の症候が出現する[2]。

左島枝はアナルトリー（発語の問題：構音の歪みと音のつながり不全）が多く、その他、情動・自己意識生成の低下、発動性の低下、記憶障害、聴覚障害、味覚障害、等様々な報告がある[9]。

3　脳梗塞巣の画像的形態

1．皮質枝梗塞

閉塞した皮質枝の灌流領域に一致し、広範な梗塞となる。障害灌流領域に応じた症状をきたすため、急性期血栓回収療法の大きなターゲットとなる。

ただし中大脳動脈の前頭枝や頭頂枝では、これらに対応した同側前大脳動脈皮質枝との吻合があるため、その発達具合によっては梗塞を免れることがある。

2．穿通枝梗塞

深部白質に小さな梗塞巣をきたす、いわゆるラクナ梗塞の形態を呈する。その代表例がレン

ズ核線条体動脈閉塞である。通常3〜4mmくらいの大きさであるが、15〜20mmくらいのサイズになることもある。側副血行が乏しく虚血に脆弱な部分であるが、血管が細く、脳血管内治療の対象とはならないため、rt-PA療法が主たる治療である。

3. BAD（branch atheromatous disease）

穿通枝梗塞のうち、主幹動脈から分岐する部分に動脈硬化が生じて穿通枝の起始部を閉塞させることによって起こる梗塞をBADと呼んでいる。梗塞範囲はラクナ梗塞に比べて大きい。また、BADは脳梗塞の治療（点滴治療）を行っていても症状の悪化を認めることが多い[10]。よってラクナ梗塞の場合BADの可能性を考慮して、初期評価では軽症であっても2〜3日は麻痺の悪化を疑い、患者さんへの説明と日々の評価の照らし合わせが重要である。

4. 分水嶺梗塞
（watershed infarction）

分水嶺とは、分水界となっている山脈のことで、日本列島分水嶺では雨水が太平洋側に流れるか日本海側に流れるかの境目であることから、物事の方向性が決まる分かれ道のたとえとして用いられる言葉である。

脳梗塞では灌流領域の境界部を分水嶺といい、前大脳動脈と中大脳動脈の境界部、中大脳動脈と後大脳動脈の境界部などである。内頚動脈が狭窄して上流の灌流圧が低下すると、末梢の一番灌流圧の低いところが最も脆弱で虚血になりやすい。このような血行力学的な機序から分水嶺梗塞は起こる。

症例は右前頭葉から後頭葉にかけての分水嶺に梗塞巣を認め（図4）、麻痺はないがワーキングメモリー低下、全般性注意低下（聴覚性視覚性共に低下）視覚構成低下、左USN、左利きのため喚語困難を認めた。高次脳機能障害は前頭葉から頭頂葉、後頭葉にかけて多岐に渡る。70代後半だが病前はそろばん塾の講師をしており、その背景から現在の症状は

発症日（DWI）

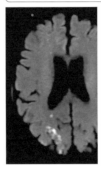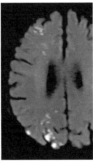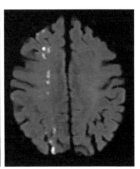

発症7日後（FLAIR）

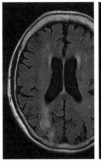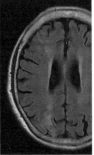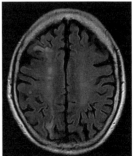

図4 分水嶺梗塞のMRI

理学療法士がみた急性期中大脳動脈領域梗塞の脳画像と臨床現象

脳梗塞により新たに出現したものと考え、復職を目指して回復期病院へ転院された。高齢者では症状が脳梗塞により新たに出現したものか、元々の機能かを見極めることが重要である。よって既往歴や家族背景、介護認定の有無等の情報に加え、現状の心身機能が病前と比較して変わりないかを家族に見極めてもらうことも大切である。

4 急性期脳梗塞の機序

虚血コアと虚血ペナンブラ

　脳梗塞とは、脳動脈の閉塞や狭窄により脳の細胞が虚血に陥り細胞死となることである。
　それをもう少し詳しくみると、完全に細胞死に陥った部分を「虚血コア」と呼び、元に戻ることのない状態である。虚血コアの周辺に、可逆性の組織で「虚血ペナンブラ」がある。これは機能的には障害され梗塞に至る危険性があるが再開通により救済可能な組織であり、救済されなければ新たに梗塞巣を形成し、それは時間と共に拡大する[11]。つまり、急いで再開通すれば症状が改善する可能性が高い状態である。この虚血ペナンブラを救済することが急性期脳梗塞治療の最大の目的である。

5 急性期脳梗塞の治療

1．rt-PA静注療法

　遺伝子組み換え型組織プラスミノーゲン活性化因子（recombinant tissue plasminogen activator；rt-PA）であるアルテプラーゼ静注血栓溶解療法は、急性期脳梗塞治療において最もエビデンスレベルが高い治療法である。2005年に国内で認可され発症3時間以内の患者に投与が開始された。その後2012年から発症4.5時間以内に拡大された[12]。この治療法は時間以外にも厳しい適応基準があるが、再開通療法としては高い効果が期待される[13]。しかし、施行後は症候性頭蓋内出血を3〜5％で合併する[14][15]ため、24時間以内は神経症候やバイタルの観察が必要とされ、当院のリハビリ離床基準においても24時間以内は離床を見送るようにしている。

2．血栓回収療法（脳血管内治療）

　動脈にカテーテルを挿入し（多くは大腿動脈から穿刺し大動脈弓より脳の血管までカテーテルを進める）つまった血栓を取り除く手術である。近年では血管の損傷が少なく済む道具（ディバイス）の開発が進み、rt-PA療法に血栓回収療法を組み合わせた方がrt-PA療法を含む内科治療単独の場合よりも90日後の転帰が良好になるとのRCTが数多く発表されている。rt-PA療法は発症4.5時間以内の制約があるが、血栓回収療法は最新の研究では発症24時間以内まで対象が拡大されている。発症6時間以内で、内頚動脈または中大脳動脈M1閉塞、年齢≧18歳、National Institutes of Health Stroke Scale（以下、NIHSS）≧6、Alberta Stroke Program Early CT Score（以下、ASPECTS）≧6の症例は血栓回収療法グレードA、発症6〜24時間はASPECTSに加え虚血ペナンブラが認められた場合にのみグレードBとなってい

る[4]。よってこの治療には適応を判断するための画像診断が不可欠となっている。

6 rt-PA静注療法や血栓回収療法で用いられる画像診断

1．脳出血の否定

rt-PA療法は大前提として脳出血を否定しなければならない。それにはCTが最も多く用いられる。

2．急性大動脈解離の否定

胸部大動脈解離の合併に気づかずrt-PA療法を受けた患者が死亡した例が相次ぎ、脳血管内治療も含め禁忌となった。その判別には頸部〜胸部のCTAやエコーが用いられる。

3．虚血コアの診断

Plain CTでは、ASPECTSによる評価が頻用される。これはCTでレンズ核と視床を通る軸位断と、それより約2cm頭側のレンズ核が見えなくなった最初の断面の2断面にて、中大脳動脈領域を10ヵ所に区分し、減点法で病変範囲を表す手法である。正常が10点、一般にASPECTS 7は虚血変化が中大脳動脈領域の1／3に相当するとされる。ASPECTS 6点以下は症候性頭蓋内出血が起こりやすく適応外である[16]。しかしながらこの方法は明確な領域判定指標がなく、読影者の主観に委ねられている。

当院では発症24時間以内はPlain CTに引き続き、CT AngiographyとCT perfusionの撮影を行う。これにより、閉塞主幹動脈の部位と、低灌流の領域と程度を把握し、血栓回収

の適応を判断する。本邦では現時点で、虚血コア体積および低灌流領域を迅速に計測可能なソフトウェアが普及していないため、症例ごとに適応を慎重に検討する必要があるが[4]、これら計測ソフトは順次解禁の予定である。

発症24時間以上経過または発症時刻不明の症例では、MRIにて診断している。MRIでは、通常DWIでの高信号域（白く写る）を虚血コアとしている。MR灌流画像（MR perfusion）では同様に灌流低下域（虚血ペナンブラ）が示され、MR perfusionにおける低灌流領域がDWIにおける高吸収域に比して大きい場合、救済可能範囲が大きいことが示唆される。

4．脳主幹動脈閉塞の診断と側副血行の評価

閉塞部位を同定するためCTA MIP imageで血管正面像と断面像を撮影する。また、4 D-CTAで動静脈移行相を撮り、例えば中大脳動脈閉塞では同側の前大脳動脈から逆行性の描出があれば側副血行があると判断できる。

5．血栓及び血管壁の評価

CTでは血管壁の石灰化を評価できる。石灰化が認められると再開通率が低下し、転帰不良となることが多い。

6．虚血ペナンブラ領域の診断

再灌流がない場合、梗塞に至る領域を「lesion at risk」と呼び、CT灌流画像（CT perfusion）のTmax > 6秒の領域とされている。

再灌流によって救済できる領域を「target mismatch」と呼び、RAPID（2019年6月承認）

理学療法士がみた急性期中大脳動脈領域梗塞の脳画像と臨床現象

により評価可能だがRCTによっても定義が少しずつ異なり、指針の確立に向けて検討が重ねられている。虚血ペナンブラの残存には時間と側副血行が強く関連する。側副血行が不十分であれば短時間でも虚血コアが拡大し、側副血行が豊富であれば血管閉塞から時間が経過してもペナンブラを救済できる[17]。

7 CT灌流画像（CT perfusion）

CT perfusionは造影剤を使用し脳血流がマップ表示されるものである。今回引用した画像は、

a)脳血流量（CBF；脳組織100g中に1分当たりに流れる血液の量）

b)脳血液量（CBV；脳組織100g中に含まれる血液の量　流れの速度は考慮されず血管床を反映する）

c)Tmax（デコンボリューションという手法で求められる残留関数R（t）がピークに達するまでの時間　虚血ペナンブラの評価に適している）

である。

脳は体の中でも重要な臓器であるため、血管の閉塞や狭窄により脳組織を栄養する動脈の灌流圧が低下すると、その代償作用として血管が拡張し血液量を一定に保とうとする。

すなわち、脳血液量（CBV）が上昇し、脳血流量（CBF）は変わらない（stage I）。

さらに灌流圧が低下すると、血管拡張が限界に達し、CBFが低下し始める。この時から次の代償作用として酸素摂取量が増加し脳組織の酸素代謝が保たれる。

すなわち、CBVは上昇したまま一定でCBFが低下する（stage II）。

その後酸素摂取量の増加も限界に達するとCBVも低下しCBFはさらに低下し、最終的には梗塞に陥る（End stage）（図5）。

よって、CBFとCBVを見てmismatchの状況からどのstageか判別できる。stage IIは脳血管内治療へ進み、Tmax > 4 ～ 6秒が虚血ペナンブラの境界閾値とするのが望ましいとされ[18]、Tmax > 8 ～ 10秒は転帰不良とされる報告もある[19]。これらを加味して脳血管内治療の適応が判断される。

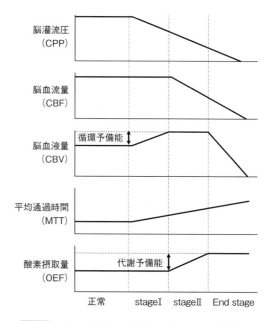

図5　虚血の重症度と各パラメータの関係

8 症例

脳血管内治療において再開通を果たし、様々な転帰をたどった症例をその画像も交えて紹介する。

症例 1

60代後半　女性

左M1遠位部閉塞　完全再開通　前頭葉・島の皮質梗塞

現病歴	6:00	起床時より右上下肢の脱力と失語を自覚する
	13:18	救急要請
	14:04	当院搬入　NIHSS 12点　MRIにて左M1遠位部閉塞を認めた。またCT perfusionにてCBF、CBV mismatchを認め、Tmax＞6秒のエリアあり、血栓回収療法施行
	16:26	完全再開通
リハビリ経過	Day 1	リハビリ開始　NIHSS 10点
	Day 3	○右麻痺 B.R.S. Ⅵ　Berg Balance Scale（以下、BBS）51点　独歩可能 ○STEF（上肢機能テスト）右90点実用手、○観念運動失行　○遂行機能低下 ○ワーキングメモリー低下　○構成障害　○病識低下 ○失語（喚語困難　保続　音韻性錯書・錯語　語想起低下　聴覚性理解低下）
	Day13	自宅退院　外来リハビリ開始
	Day50	○友達の元へ1人で旅行　公共交通機関の利用は問題ない ○ホテルのフロントの人の言うことが分からない（聴覚的把持力低下） ○入院中は不可だったTrail making test；TMTやSymbol Dight Modalities Test；SDMTなど注意機能評価が実施可能

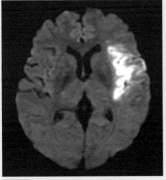

DWI　発症時間不明でありMRIも撮影した白く写っている部分≒虚血コア

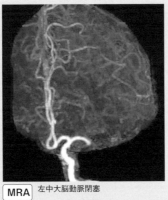

MRA　左中大脳動脈閉塞

check！

「CBF」、「CBV」、「Tmax」のカラーの図を、Webでご覧いただけます。

アクセスはこちら

URL　https://www.gene-llc.jp/books/nou8.jpg

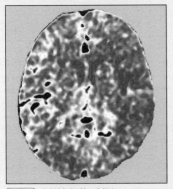

CBF　右側（左半球）に広範な血流量低下を示す

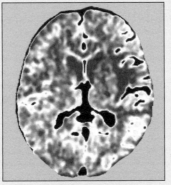

CBV　DWIと一致して血液量の低下を認める側頭葉後半部は血液量が増加

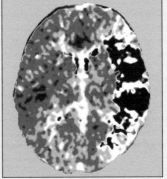

Tmax　右側（左半球）の黒い部分が虚血ペナンブラ（Tmax>6）

図6　症例① 術前MRI（DWI）とMRA　CT perfusion

理学療法士がみた急性期中大脳動脈領域梗塞の脳画像と臨床現象

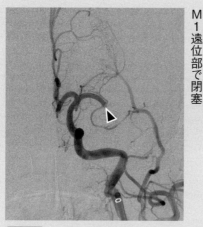

M1遠位部で閉塞

図7-1 術前 血管造影

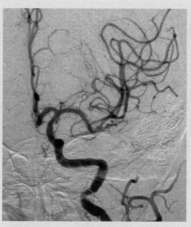

完全再開通

図7-2 術後 血管造影

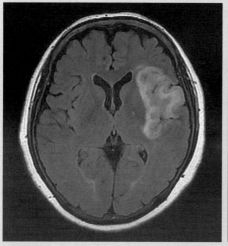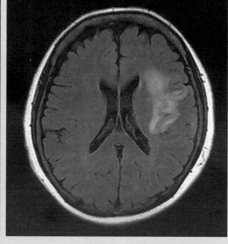

図8 症例① MRI FLAIR（Day7）

1週間後のFLAIRで白く写っている部分が完成された脳梗塞。術前のTmaxで示されたペナンブラのうち、側頭葉後半部は梗塞を免れた。

画像考察

発症時刻不明のwake up stroke症例。

搬入時MRIのDWIですでに脳梗塞を認めた。

CT perfusionにて虚血ペナンブラがあると判断し（図6）血栓回収術が施行され、完全再開通（図7-1、2）。4日目の初回リハビリカンファレンスでは自宅復帰か回復期転院か悩んでいたが失語や記憶障害が改善され自宅復帰可能と判断した。ただし、7日目のMRI FLAIR（図8）にて搬入時のDWIと同様の部位に梗塞巣を認め、これは完全脳梗塞として捉えられるため、高次脳機能面に対する外来リハビリが必要と考えられた。現在もリハビリ継続中であるが、島の症状（アナルトリー）はそれほど強くなく喚語困難が残存している程度であり、前頭葉の注意障害が残存している。

症例2

50代前半　男性

左M1遠位部閉塞　完全再開通　穿通枝梗塞

現病歴	13:00	会社でふらついているところを発見され救急搬送
	14:00	搬入　発語なし、右片麻痺中等度　NIHSS 8点
	14:35	rt-PA開始
	14:47	血栓回収療法施行
	15:09	完全再開通
リハビリ経過	Day1	リハビリ開始　○NIHSS 1点　○身体機能問題なし ○高次脳機能はSDMTのみ基準値を下回るが入院中に改善した
	Day14	自宅復帰　復職（デスクワーク　自動車運転あり）

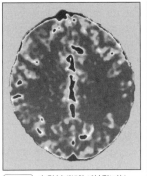 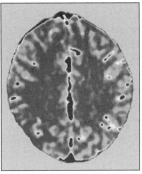 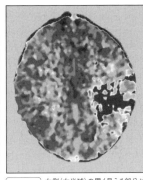

CBF 右側（左半球）が対側に比し血流量低下

CBV 血液量の低下なし

Tmax 右側（左半球）の黒く見える部分が虚血ペナンブラ（Tmax>6）

check！

CT灌流画像（CT perfusion）のカラー図をWebでご覧いただけます。

アクセスはこちら

URL
https://www.gene-llc.jp/books/nou8.jpg

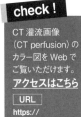

図9 症例② 術前CT perfusion

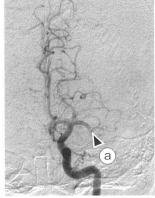 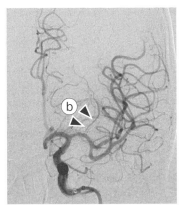 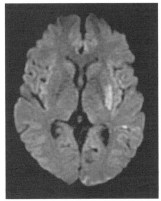

図10-1 術前の血管造影
a:M1遠位部が閉塞している

図10-2 術後の血管造影
中大脳動脈は完全再開通
b:穿通枝も描出されている

図11 症例② 術翌日のMRI DWI
左被殻後半部に
淡い梗塞巣を認める

理学療法士がみた急性期中大脳動脈領域梗塞の脳画像と臨床現象

画像考察

発症から搬入までの時間も短くrt-PA適応の症例。

失語と右片麻痺という主幹動脈閉塞を疑う所見があり、CTの画像評価を実施。CT perfusionにて虚血ペナンブラあり（図9）と判断され、血栓回収療法が行われた。搬入から手術適応と想定してCTのみで短時間で診断できたため、搬入−再開通時間が69分であった。

発症からの時間も浅く再開通を果たせたため皮質梗塞は免れたが、穿通枝領域に梗塞巣が出現した。M１遠位部の閉塞（図10-１）の場合、理論上穿通枝は血流が保たれるように思えるが、術者によるとM１遠位部で閉塞した血栓の手前に血液が

うっ滞して２次的に血栓ができることもある。その場合分岐する穿通枝も２次的に閉塞することが考えられる。また当初M１近位部で閉塞していた血栓が画像評価時には遠位部に移動した可能性もある。解剖学的に穿通枝領域は側副血行に乏しいため、最初の時点で穿通枝がダメージを受けていた可能性もある。本症例は術後の血管造影にて穿通枝1本の開通（図10-2）を認めたが、被殻に梗塞巣を認めた（図11）。急性期1週間以内は高次脳機能障害として現れたが、その後改善して自宅復帰と復職を果たした。MRIで梗塞巣を認めていても、その部位の血流が早期に改善された場合は、ある程度、機能改善の可能性も期待できる。

症例 3		**50代後半　男性**	
		左M2閉塞　部分再開通　前頭葉と頭頂葉の皮質梗塞	
現病歴	20:25	左共同偏視　右麻痺を呈し救急搬送	
	21:10	搬入　NIHSS 23点	
	21:42	画像診断後（**図12**）血栓回収療法施行	
	22:03	部分再開通 中心動脈をターゲットに血栓回収を行い、中心動脈、前頭頂動脈、角回動脈は再開通をするも、中心前動脈、後頭頂動脈は閉塞のままとなった（**図13-1、2**）	
リハビリ経過	Day1	リハビリ開始　○NIHSS 14点　○右B.R.S. Ⅵ　○右上肢の巧緻性低下　○歩行可能 ○失語（返答は「うん」のみで従命困難　ポインティングも不可）	
	Day14	○歩行自立レベル　○右手は小物品の手内操作獲得　○構成能力や視覚性の状況判断は向上 ○失語は名前斉唱で音の崩れあり、yes-noもあいまい、理解は単語レベル	
	Day20	BBS 52点　連続歩行距離800m以上　回復期へ転院	

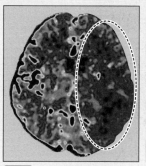
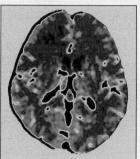
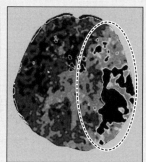

CBF 右側（左半球）の広範な血流量低下を示す

CBV 血液量は低下していない

Tmax Tmax>6の延長（破線部内）
＝虚血ペナンブラ
Tmax≦6の延長（破線部内）
＝軽度虚血部

check !

CT 灌流画像
（CT perfusion）の
カラー図を Web で
ご覧いただけます。
アクセスはこちら
URL
https://
www.gene-llc.jp/
books/nou8.jpg

図12 症例③ 術前CT perfusion

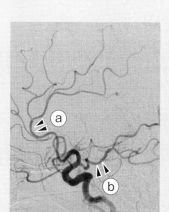

図13-1 術前の血管造影
a:前大脳動脈
b:中大脳動脈側頭葉枝は残存

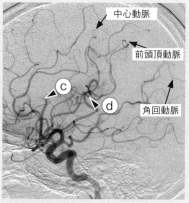

中心動脈
前頭頂動脈
角回動脈

図13-2 血栓回収術後の血管造影
c:中心前動脈
d:後頭頂動脈が閉塞のまま終了

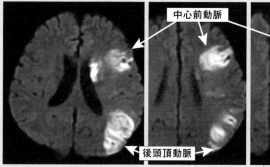
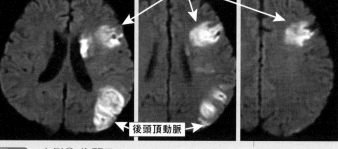

中心前動脈
後頭頂動脈

図14 症例③ 術翌日のMRI DWI

画像考察

血栓回収療法にて中心動脈を含めた部分再開通を得た症例。

中心前動脈と後頭頂動脈が閉塞したままのため、術後のMRIでは前頭葉と頭頂葉に分割される皮質梗塞（図14）が出現した。このような梗塞巣は自然梗塞ではあまり見られない。幸い中心動脈の再開通により、身体機能的には問題ないレベルに回復した。また、前頭頂動脈と角回動脈が開通していることから頭頂葉の血流は少しずつ確保され、経過の中で視覚構成能力は改善した。しかし言語機能の表出面は障害が残存し回復期での治療継続となった。

9 おわりに

　血行再建の脳血管内治療は、救急隊、医師、看護師、放射線技師、事務員、関わる全ての人が昼夜を問わず１分１秒を短縮させるために全力を注ぐ。これに続く急性期リハビリテーションは、救済されたペナンブラに機能を再獲得させる重要な役割を担っている。

　急性期は様々な症状があり、どこから手をつければよいか悩むことも多い。重症で、既往歴があり、高齢であるほど症状は複雑に絡み合い本質がマスクされることもある。その中で脳画像は道標となる。特に血流状態を把握することは重要であり、どこの血流が不足しているからどのような症状が出ると想定されるか、実際の症状とマッチングさせて評価していく。また損傷を免れた部位や血流が再開された部位は症状の改善が期待できると予測し、課題の難易度調整にも役立てられる。PTは下肢や歩行だけ見ればよいという概念は通用せず、この患者さんの今一番重要な課題は何かをチームで検討し、それが高次脳機能であればPTもそこに関わるプログラムにすべきである。そのカンファレンスの中に画像を見る習慣（画像から考察する習慣）を必ず入れていく必要がある。急性期のセラピストは、ここで行われた治療をリハビリテーションを通して患者さんや家族に分かりやすく根拠を持って説明し、短期ゴールを一つひとつ具現化しながら、その先の方向性を見出す重要な役割を担っていく責任があると考える。

参考文献

1) 小林祥泰：急性期脳卒中の実態 . 脳卒中データバンク 2015: 株式会社中山書店 ;2015.p18-49.

2) 田川皓一：中大脳動脈とその分枝 . 画像からみた脳梗塞と神経心理学 . 東京：医学書院 ;2015.179-198.

3) 平野照之：早期脳虚血性変化の ASPECTS 評価と rt-PA 静注療法 . 脳卒中 2015;37:347-351.

4) 岩間亨 , 大畑建治 , 山上宏他：経皮経管的脳血栓回収用機器　適正使用指針　第 3 版 . 日本脳卒中学会 日本脳神経外科学会 日本脳神経血管内治療学会 .2018.

5) 厚東篤生 , 荒木信夫 , 高木誠：中大脳動脈閉塞 . 脳卒中ビジュアルテキスト . 第 3 版 : 医学書院 ;2009.100-103.

6) 大村優慈 , 酒向正春：中大脳動脈領域梗塞 . リハに役立つ脳画像 . 第 1 版 : 株式会社メジカルビュー社 ;2016.20-91,114-117.

7) Hillis AE,et al.Anatomy of spatial attention:insights from perfusion imaging and hemispatial neglect in acute stroke.J Neurosci 2005;25:3161-3167.

8) 宜保浩彦 , 外間政信 , 大沢道彦：臨床のための脳局所解剖学 : 中外医学社 ;2002.12-15.

9) 永井道明・他：島皮質 総論 . Clin Neurosci 2010;28:372-379.

10) 髙橋雅士 . 新　頭部画像診断の勘ドコロ . 東京：株式会社メジカルビュー社 ;2014.p139.

11) Donnan GA,Baron JC,Davis SM,et al.The ischemic penumbra.USA:Informa Healthcare; 2007.7-20.

12) 塩澤真之 , 豊田一則：脳梗塞急性期治療の進歩 .rt-PA 静注療法 . 総合リハ 2016;44:191-196.

13) 豊田一則：静注血栓溶解（rt-PA）療法　適正治療方針第三版（2019 年 3 月）

14) Yamaguchi T,et al：Alteplase at 0.6mg/kg for acute ischemic stroke within 3 hours of onset:Japan AlteplaseClinical Ttial（J-ACT）.Stroke 2006;37:1810-1815.

15) Nakagawara J,et al：Thrombolysis with 0.6hg/kg intravenous alteplase for acute ischemic stroke in routine clinical practice:the Japane post-Marketing Alteplase Registration Study（J-MARS）.Stroke2010;41:1984-1989.

16) Hirano T, Yonehara T, Inatomi Y, et al：Presence of early ischemic changes on computed tomography depends on severity and the duration of hypoperfusion.a single photon emission-computed tomographic study. Stroke 2005; 36: 2601-2608.

17) 山上宏：再開通治療の成功に必要な画像診断 . 日本脳神経血管内治療学会学術総会　CEP テキスト　2019;123-135.

18) Ogata T, Nagakane Y, Christensen S, et al：A topographic study of the evolution of the MR DWI/PWI mismatch pattern and its clinical impact.a study by the EPITHET and DEFUSE Investigators.Stroke 2011;42:1596–1601.

19) Mlynash M,Lansberg MG,De Silva DA,et al.Refining the definition of the malignant profile: insights from the DEFUSE-EPITHE pooled data set.Stroke 2011;42:1270–1275.

脳卒中上肢機能アプローチUpdate
～肩の痛み・浮腫・痙性・低緊張などの各種症状に対する具体的介入を治療動画・実技練習で学ぶ～

2020
4/12（日）

セミナー番号
R20010
北海道

成人片麻痺の上肢機能をもう一度見直しませんか？
上肢機能訓練の介入方法を考える！！

山本 伸一 先生
山梨リハビリテーション病院 リハビリテーション部 副部長 兼 作業療法士課長・作業療法士

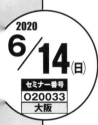

画一的にできない中枢神経系疾患の上肢機能に対して、
　①どのような症状があるのかを知る。
　②それに対する具体的な介入を治療動画で学ぶ。
　③さらには実技練習を行う。
とし、明日からのそれぞれの臨床に活かせられることを目標とします。
基礎から学び、臨床に活かせる時間を一緒に共有しましょう。
初めての方でもだいじょうぶです。また、リピーターでもOKです。
脳卒中上肢機能アプローチUpdateを楽しみましょう。

前半	中枢神経系疾患障害像の理解（感覚-知覚系含む）・運動学習と臨床の在り方・How-to-Touch
後半	肩の痛みの具体的理解、感覚-知覚障害、弛緩性や痙性症状等の具体的治療動画の提示と実技練習

**札幌コンベンションセンター
SORA　1階
107・108会議室**
北海道札幌市白石区東札幌6条1丁目1-1
10:00～16:00（受付9:30～）

脳損傷者における自動車運転の評価・訓練・支援の考え方

2020
6/14（日）

セミナー番号
O20033
大阪

脳損傷者の自動車運転評価や介入について学び、
臨床現場での意思決定に役立てる！

外川 佑 先生
新潟医療福祉大学 リハビリテーション学部 作業療法学科 講師・作業療法士

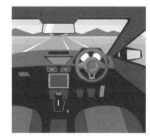

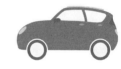

①健常者の運転行動モデルを示し、受講者が脳損傷者の運転行動を分析する手がかりを得ることを目指す。
②脳損傷者の運転可否を判断する指標として取り上げられている神経心理学的検査をはじめ、実車運転評価での注意点や判断に難渋するグレーゾーンの症例に関わる視点について、先行研究や実際の症例を取り上げて紹介し、高次脳機能障害などによる運転行動への影響を評価・予測・検証できるようになることを目指す。
③ドライビングシミュレータなどの自動車運転再開に向けた訓練や環境調整などの介入・支援について紹介する。
以上の項目を踏まえ、実際の臨床現場での意思決定に活用できるようになることを目標とします。

午前	1．健常者の運転行動モデルについて 2．脳損傷者の自動車運転評価と神経心理学的検査
午後	1．評価上の注意点とケーススタディ 2．ドライビングシミュレータ等の訓練や自動車改造などの介入

**愛日会館　2階
イベントホール**
大阪府大阪市中央区本町4丁目7-11
10:00～16:00（受付9:30～）

※プログラムは追加・変更になる場合がございます。

受講料　各 12,800 円（税込）

申込み方法…FAXまたは**当社HP**（http://www.gene-llc.jp）より　▶

geneHP QR コード

| gene | 検索 |

番号	氏名	ご勤務先名称	職種
	フリガナ		
		電話番号	FAX番号

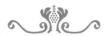
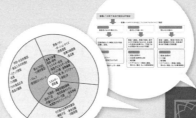
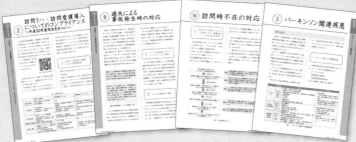
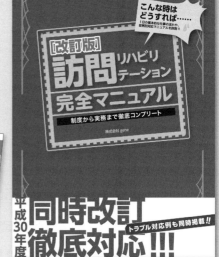

作業療法士がみた前大脳動脈梗塞の脳画像と臨床現象

医療法人福岡桜十字 桜十字福岡病院
リハビリテーション部 作業療法士

日高 健二

1 はじめに

作業療法とは、人が体と心と脳を使ってその人に最もふさわしい作業（目的活動）を営むことができるように助け導く仕事のことである[1]。また、作業が単なる反復動作と異なる点は、作業の遂行に伴って心の変化が生じやすいことであり、その心の変化を治療に活かそうとするところに作業療法の独自性がある。したがって、作業療法場面で対象者の主体性や意欲、目的志向的な姿勢を発揮しやすい関わりや場面設定を行うことが不可欠である[2]。

また、日本作業療法協会は、生活行為向上マネジメントの普及を図っている。生活行為向上マネジメントとは、対象者の方の生活行為に焦点を当て、生き生きとした活動的な生活を送るために、生活意欲を高めるもととなる「意味のある、したい生活行為」を再び行えるようにマネジメントすることである。その人らしい生活を送れるように支援していくためにも、対象者の体と心と脳の関係を少しでも理解することは大切であり、生活行為を可能化するためにも脳画像を理解し、障害された機能や残存している機能を評価し、対象者の生活行為での課題との関係を理解することは重要である。

前大脳動脈領域の梗塞は全脳卒中患者の0.5 ～ 3%[3]であり、臨床場面で出会うことは少ない。しかし、その支配領域には前頭葉や頭頂葉の内側面、帯状回や脳梁があり、主な症状として対側の運動障害（特に下肢に影響）、把握反射、尿失禁、自発性の低下に加え人格の変化（脱抑制）などを引き起こし、介入に難渋することが多い。また、前頭葉内側面はアルツハイマー病や心の理論、主観的幸福感との関係、デフォルトモードネットワークなど様々な機能を持つ領域とされている。

本稿では、前大脳動脈が栄養している領域の解剖や機能、障害された際どのような症状が現れるのかを概説する。

2 前大脳動脈領域の解剖

前大脳動脈は、4つの部分（segment）にわけることができる。前大脳動脈は内頸動脈から分岐後視交叉の上方を水平に走行し（水平部）、終板槽内を上方に向かう（脳梁下部）。

脳梁膝に沿って後上方に向かい（脳梁前部）、脳梁上部を後方に走行し、前頭葉と頭頂葉の内側面（頭頂後頭溝まで）に血液を供給する。前大脳動脈は水平部の遠位端で前交通動脈によって対側の前大脳動脈とつながっている。また、水平部の途中からはHeubner反回動脈が分岐している（図1、図2）。

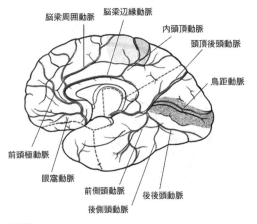

図1 大脳内側面の動脈（前島ら, 2012）

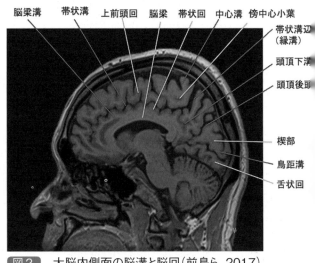

図2 大脳内側面の脳溝と脳回（前島ら, 2017）

前大脳動脈の主な支配領域としては、前頭葉内側面（補足運動野、帯状回など）、頭頂葉内側面（楔前部）、脳梁を栄養しており、Heubner反回動脈は尾状核頭や内包前脚・膝部を栄養している。前交通動脈より近位の梗塞であれば前交通動脈を介して対側の前大脳動脈の血液供給を受けるため、無症状となることが多いが、前交通動脈より遠位の梗塞では対側の前大脳動脈からの血液供給を受けることができないため、梗塞部位に応じた症状が現れる（図3、図4、図5、図6）。

◆前大脳動脈の支配領域

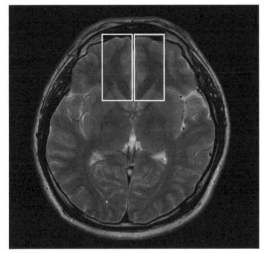

図3　前頭葉眼窩面レベル

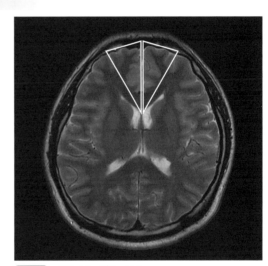

図4　モンロー孔レベル

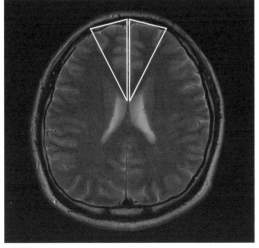

図5　八の字レベル

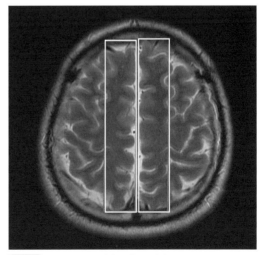

図6　precentral knobレベル

作業療法士がみた前大脳動脈梗塞の脳画像と臨床現象

3 領域別の機能

　ここでは、前大脳動脈の支配領域のうち大脳半球内側面の主要な領域について概観する。

1. 補足運動野（図7）

　補足運動野（supplementary motor area：SMA）は、新しい運動や運動学習の初期、難しい運動をするとき、また自発運動や内的な記憶を必要とする運動を行うときにより活発に活動する。補足運動野は、前部の前補足運動野（pre-SMA）と後部の固有補足運動野（SMA proper）に分けられる[4]。前補足運動野は外側前頭前皮質や頭頂連合野から入力を受け、予定していた動作の切り替え時や、順番の情報、動作開始までの時間の制御の際に、活動がみられる。また、固有補足運動野は前方から後方にかけて、顔面、上肢（近位

部から遠位部）、下肢の順で体部位局在を有しており、運動の出力（自発性運動）自体や準備、計画に関与する[4]。

2. 帯状回

　帯状回は大脳辺縁系の一部を形成しており、情動・記憶の重要な中枢機構とされている。帯状回は、前帯状皮質前下部、前帯状皮質後部、後帯状皮質、脳梁膨大後皮質に分けられる。

　前帯状皮質前下部は扁桃体や帯状回内部、海馬を中心とする側頭葉内側部、側頭連合野、前頭前野と密接な連絡があり[5]、情動や情動情報を長期記憶にとどめる、情動・動機付けを行動に結びつける際に重要な役割を果たしている。

　前帯状皮質後部は帯状皮質運動野とも呼ばれ、痛覚認知やそれに対する反応に関わっている。頭頂葉後部や島皮質、前頭前野、前頭眼野、上側頭溝背側壁、嗅周皮質、海馬傍回後部皮質などと双方向性の連絡がある。前部が顔面域、中央部が上肢域、後部が下肢域となっており、それぞれが1次運動野と補足運動野の顔面域、上肢域、下肢域と連絡している。

　後帯状皮質は前頭前野背外側部や頭頂葉後部と密接な連絡があり、空間認知に深く関わっており、視空間や過去の記憶を参考にして外界からの刺激や自己の行動を評価している。脳梁膨大後皮質は側頭葉内側部と前頭前野背外側部と密接な連絡があり、ワーキングメモリ処理と長期記憶形成に関わっている。後帯状皮質と脳梁膨大後皮質は、隣接しているため脳血管障害などでは同時に損傷される

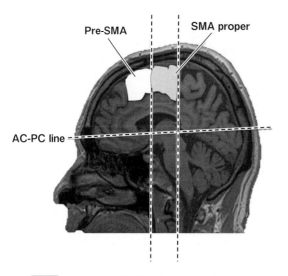

図7　補足運動野の区分（前島ら、2017）

ことが多い[7]。左側の損傷では健忘症候群（前向性記憶障害）を、右側の損傷では地誌的障害（道順障害）と呼ばれる特徴的な空間認知と記憶の障害を生じる。

3. 脳梁

脳梁は長軸方向約8cmと前後に細長く、前下端から脳梁吻（rostrum）続いて前方に屈曲した脳梁膝（genu）、水平に走る脳梁幹（truncus）、後方で膨大している脳梁膨大（splenium）からなる。脳梁は左右の大脳半球の最大の交連繊維であり、損傷されると左上肢のパントマイム失行（脳梁性失行）、左上肢の失書、右上肢の構成障害、拮抗失行、他人の手徴候、左右の協調運動障害などが生じる。

4. 楔前部

前方を帯状溝辺縁枝、後方を頭頂後頭溝、下方を頭頂下溝で囲まれた領域である。前述の後帯状皮質と脳梁膨大後皮質に接しており、これらの領域に加えて頭頂葉外側部と密接な連絡を持っている。空間の中での自分の位置に関する情報と方角に関する情報の統合に関わっており、損傷されることで道順障害などを生じる。

4 前大脳動脈領域の梗塞に起因する症状

1. 梗塞部位と対側の運動障害
（特に下肢に重度の運動障害を伴う）

前頭葉内側面に一次運動野の下肢から上肢の近位部にかけての領域がある。そのた

め、上肢よりも下肢に重度の運動障害を伴いやすい。

2. 失禁

前頭葉内側面で帯状回を含む部位の障害で排尿障害をきたす。また、前頭葉病変では過活動膀胱を呈することが多いため、前頭葉は排尿反射に抑制的に作用していると考えられる[8]。

3. 行為の抑制の障害

前頭内側面の中では、後方から前方になるにつれより複雑な行為を制御している領域がある（図8）。次ページ5つの行為の抑制の障害でも、責任病巣としては後方から順に把握反射、本能性把握反応、模倣行動、使用行動、収集行動となり、単純な行為の抑制の障害（把握反射、本能性把握反応）は主に損傷半球の対側だけに症状が出現し、複雑な行為の抑制の障害（模倣行動、使用行動、収集行動）は一側の大脳半球の損傷でも両手や全身に症状が現れる。

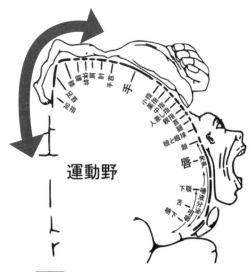

運動野

図8 ホムンクルス
前大脳動脈の支配領域

作業療法士がみた前大脳動脈梗塞の脳画像と臨床現象

①把握反射

　把握反射とは、手掌に近位から遠位の方向へ遠ざかるようにこする刺激を加えると、握ろうと思ってないのに接触した対象を握ってしまう現象である[9]。

　責任病巣としては固有補足運動野の前部から前補足運動野の後部にわたっている。

②本能性把握反応

　本能性把握反応とは、手にものが触れたときに、掴んではいけないと承知していても掴んでしまう行動である[10]。

　検者の指などを対象者の手背などに触れさせておくと、対象者は自分から手を動かして検者の指を握ってくるような反応である。

　①と異なり、この反応を誘発するのは軽く触れて動かない刺激である。重症の場合は、手のどこに触れても反応が起こるが、軽症では母指球の近位部に触れた時のみ反応が起こる。検者から握らないように指示されると、注意が向いている間は本能性把握反応を抑えることができるが、会話をするなど注意がそれると再度出現する。

　責任病巣としては、前部帯状回の後部から前補足運動野の前部にわたっている。

③模倣行動

　模倣行動とは、真似をするように指示されていないのに、他の人の真似をしてしまう行動である[11]。

　対象者と向かい合って座った検者が、「バイバイ」などのジェスチャーや歯ブラシなどの使用動作、手を叩くなどの決まった意味のない動作、脚を組むなど全身を使う動作、ど

の種類のものも模倣する。②本能性把握反応と同様に禁止されるとしばらくは行わないが、会話などでしばらくの時間がたつと再度出現する。

　責任病巣としては、前補足運動野、前部帯状回、内側前頭前皮質にわたっており次の④使用行動に共通する部分が多いが、症状の出現は模倣行動の方が高頻度である。

④使用行動

　使用行動（利用行動）とは、使うように指示されていないのに見たり触ったりした道具を使ってしまう行動である[12]。

　櫛が置いてあると取り上げて自分の髪をとかす、鉛筆と紙があれば鉛筆を取り紙に文字を描くなど多くの場合そこにある道具を正しい対象に対して正しい動きで使用する。

　②・③同様に禁止されるとしばらくの間は抑制することができるが、しばらくの時間がたつと再度出現する。また、道具を持っても遊ぶだけだったりと異なる反応を示す場合もある。

　責任病巣としては、補足運動野、前補足運動野、前部帯状回、帯状回運動野、内側前頭前皮質にわたっている。

⑤収集行動

　収集行動とは、ほとんど価値がないか、限られた数しか必要のない物品を、生活に支障が出るほどたくさん集めてしまう行動である[13]。

　集めるものは新聞紙、雑誌、郵便物、家庭用電気器具やその部品、食品、衣類、壊れた家具や家具の一部、テレビ、空き瓶などさま

ざまである。いろいろなものを無差別に集めることが多いが、いくつかの種類に限って集めるなど選択的に集めたりする場合もある。これらが、経過の時期によって交代することがあり、発症から数年の経過の後に症状が出現する場合もある。

自分の行動について「無駄なこと」など知的には判断できている場合もあるが、その判断に基づいて行動を抑制することはできない。

責任病巣としては、前頭極を含む内側前頭前皮質、前部帯状回の前部と前頭葉眼科部にわたり、右半球の損傷の場合に発症することが多い。

4. 道順障害

道順障害とは、一度に見渡すことのできない空間にある対象、たとえば、建物、部屋などの位置関係がわからなくなる症状である[14]。地理的機能が障害され、自宅付近などの熟知した場所で道に迷う症状を地理的障害といい、地理的障害は街並失認と道順障害に大別される。街並失認は、後頭葉内側部の障害にて起こり、熟知した建物や風景の同定が困難になる。道順障害は右頭頂葉内側部の楔前部と帯状回後皮質・脳梁膨大後皮質の障害にて起こり、建物や風景の同定は可能なものの、「自分が今どこにいるのかわからなくなる」「目的地まででどのように行けばいいのかわからなくなる」といった症状が出現する。

作業療法士がみた前大脳動脈梗塞の脳画像と臨床現象

5 事例紹介

50代　女性 /
右前大脳動脈領域の急性期脳梗塞

発症時

50代の女性で、X年Y月Z日に突然の頭痛及び左片麻痺を認め救急搬送される。

搬送時は意識清明、左上下肢は完全麻痺の状態だった。頭部MRIにて右前大脳動脈領域の急性期脳梗塞を認めた。

リハ開始

その後、保存的加療を継続され、第7病日からリハビリテーションを開始となる。24病日にて更なるリハビリテーション目的にて、当院に入院となる。当院、入院時の状態は、意識は清明、Brunnstrom Recovery Stage（以下、B.R.S）は上肢・手指はⅥ、下肢はⅣであっ

たが、左上肢近位部と左下肢の筋力低下を認めた。感覚は検査上問題なかった。認知面はMMSEは30点、FABは18点、日常生活の観察から自発性の低下や左のものにぶつかるなど左への注意機能の低下が疑われたが、高次脳機能検査では問題は認められなかった。脳画像（図9）では、右前頭葉内側の帯状回前部や脳梁、補足運動野に低吸収域が認められる。初期では、一次運動野の下肢領域や帯状回前部の障害による症状を呈していたと考えられる。

リハの目標

作業療法では「屋外歩行の自立」「自転車に乗れるようになる」という目標を本人と設定し、まずは病棟内の日常生活の自立を目指し、立位でのダイナミックな活動（ボール投げなど）を中心に実施した。徐々に左下肢の随意性や筋力の向上、自発性・左側への注意

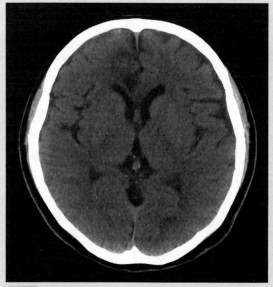

図9　松果体レベル

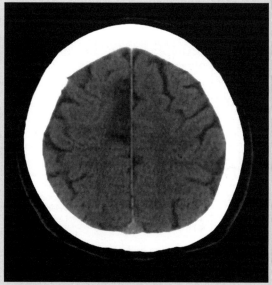

図9　precentral knobレベル

障害が改善し、第36病日に病棟内が杖歩行で自立となり、38病日には病棟の個室浴にて入浴自立となった。

退院

その後、屋外歩行が自立し自転車も一人で乗れるようになり、64病日での自宅退院となった。

考察

事例の問題点として前頭葉機能の低下による自発性の低下、注意機能の低下が挙げられた。これらの課題に対し、上記のようにダイナミックでリズミカルな活動を通じて精神運動性の向上と左への注意の改善を図った。その結果、自発性の低下・注意機能の低下が改善し、屋外歩行や自転車運転の獲得につながったと考える。

	状況	状態
発症	○突然の頭痛及び左片麻痺を認め救急搬送 ○右前大脳動脈領域の急性期脳梗塞	○意識清明 ○左上下肢は完全麻痺
第7病日	○リハビリテーションを開始	
第24病日	○リハビリテーション目的にて当院に入院	○意識清明 ○B.R.S：上肢・手指はⅥ、下肢はⅣ ○左上肢近位部と左下肢：筋力低下 ○感覚は検査上問題なし ○認知面：MMSE 30点、FAB 18点 ○意欲の低下 ○左への注意障害が疑われたが、高次脳機能検査では問題なし
第36病日		○病棟内において杖歩行自立
第38病日		○病棟の個室浴にて入浴自立
第64病日	○自宅へ退院	○屋外歩行自立 ○自転車運転自立

6 おわりに

前頭葉は様々な脳部位からの情報を統合する部分であり、複雑な人間の行動をつかさどっている部位である。前大脳動脈領域の梗塞でも行為から人格や動機付けの問題まで様々な症状を呈する。それ以外にも、心の理論や主観的幸福感、認知症、デフォルトモードネットワークなど様々な機能がある。今後、これらの機能に関しても研究が進んでいくことで、人間の行動についての理解が深まっていくものと考える。

対象者に作業療法を提供するなかで、介入の糸口をつかむことが出来ず悩むことも多々あるが、対象者の呈する症状と脳画像の所見から障害された機能・残存している機能を推測し介入する。このような経験を積んでいく事で、少しずつでも対象者に対してより良い介入ができるようになると考える。そして、そのように丁寧に臨床場面で対象者と関わる事で、対象者の抱える問題に少しでも気づくことができ、より質の高い作業療法を提供することができるようになるのではないかと考える。

作業療法士がみた前大脳動脈梗塞の脳画像と臨床現象

引用・参考文献

1) 鎌倉矩子. 作業療法の世界：三輪書店；2004

2) 竹田里江，竹田知良，池田望・他. 作業が持つ意味を前頭連合野における認知と情動の相互作用から考える. 作業療法 2012；31（6）：528 ～ 539

3) Toyoda K. Anterior cerebral artery and Heubner's artery territory infarction；Front Neurol Neurosci.2012;30:120

4) 佐藤正之. 前頭葉の機能解剖と神経心理検査. 高次脳機能研究 2012；32（2）：227 ～ 236

5) 前島伸一郎，大沢愛子：大脳内側面・底面（眼窩面）の構造とネットワークの概観. 神経心理学 2017；33（4）：222 ～ 228

6) 松波謙一，内藤栄一：運動と脳. サイエンス社，2004

7) 小林靖. 帯状回 - 皮質構造と繊維結合. BRAIN and NERVE 2011；63（5）：473 ～ 482

8) 榊原隆次，舘野冬樹，岸雅彦・他. 高齢者における脳疾患と排尿機能障害. 老年医学会 2013；50（4）：446 ～ 452

9) 平山和美，瀬間久美子，早川裕子. 把握反射, Clinical Neuroscience 2015；33（6）：618 ～ 620

10) 平山和美，時田春樹，市本将也. 本能性把握反応, Clinical Neuroscience 2015；33（7）：736 ～ 738

11) 平山和美，溝口美佐子，冨田将ほか. 模倣行動, Clinical Neuroscience 2015；33（8）：864 ～ 866

12) 平山和美，宮本武尊，山田麻和. 使用行動, Clinical Neuroscience 2015；33（9）：982 ～ 984

13) 平山和美，船山道隆，横井香代子. 収集行動, Clinical Neuroscience 2015；33（10）：1100 ～ 1102

14) 平山和美，塚本哲朗，中居真紀子. 道順障害, Clinical Neuroscience 2017；35（3）：264 ～ 266

理学療法士がみた視床出血の脳画像と臨床現象

小田原市立病院 リハビリテーション室 理学療法士

小澤 祐治

1 はじめに

脳出血の中でも視床出血は被殻出血の次に多く、視床膝状体動脈や視床穿通動脈の破綻により出血をきたすことが多い[1]。出血の原因は約8割が高血圧性脳出血である[2]。視床は複数の亜核群からなり、脳の各領域と密接なネットワークを形成している。視床亜核の損傷が生じると、連絡する脳領域に関連した機能障害が生じる。そのため、視床出血の臨床所見を適切にとらえるためには、各視床亜核の連絡する脳領域や、損傷によって生じ得る機能障害について理解しておく必要がある。恥ずかしながら、筆者も新人理学療法士の頃は、視床出血と言えば視床痛に代表される「感覚障害」と内包後脚の損傷による「運動麻痺」が主の症状と認識していた。ところが、実際の臨床所見はそれだけに留まらず、困惑したことを覚えている。

本稿では、視床の構造や機能を簡潔にまとめ、具体的な症例提示を記載する。読者の日々の臨床の一助になれば幸いである。

2 視床の機能解剖
各亜核と神経連絡

視床亜核の分類と入出力、支配血管などの関係を表1に示す。

視床は約3×1.5cmの卵形の灰白質で視床間橋によって左右が結合されている。視床亜核は内側髄板によって内側群と外側群および前核群に区分される。内側髄板は下内方で2葉に分かれて内部に髄板内核群（intralaminar nuclei：IL）が位置し、視床網様核（thalamic reticular nucleus：TR）

表1　視床の機能解剖

	視床亜核	入力	出力	支配血管	主な機能
特殊核	後外側腹側核（VPL）	内側毛帯、脊髄視床路	一次体性感覚野	TGA	四肢体幹の体性感覚、温痛覚
	後内側腹側核（VPM）	三叉神経核、孤束核	一次体性感覚野、味覚野	TPA	顔面の体性感覚、温痛覚、内側端は味覚
	視床腹中間核（Vim）	前庭神経核、小脳核	3野、島皮質、頭頂葉	TGA	姿勢定位
	外側膝状体（LG）	視索	一次視覚野	PChA	視覚
	内側膝状体（MG）	外側毛帯、下丘	一次聴覚野	TGA＋PChA	聴覚
	前腹側核（VA）	淡蒼球、黒質網様部	運動前野、補足運動野、1次運動野	TTA	大脳—基底核神経回路（筋骨格運動／眼球運動／前頭前野）
	外側腹側核（VL）	淡蒼球、黒質網様部、歯状核	運動前野、一次運動野	TTA＋TPA＋TGA	前方：筋緊張抑制、後方：失調
連合核	背内側核（DM）	扁桃体、前頭前野、黒質網様部、淡蒼球腹側	前頭前野	TTA＋TPA＋PChA	前頭前野障害（認知、注意、情動、動機付け、学習）
	後外側核（LP）	上丘、頭頂連合野、楔前部	頭頂連合野	PChA	空間把握、姿勢定位
	背外側核（LD）	帯状回、海馬台、視蓋前域	帯状回、海馬台、頭頂連合野	PChA	記憶、空間把握
	視床枕（Pul）	視蓋前域、上丘、一次視覚野、視覚連合野	後頭・側頭・頭頂連合野	TPA＋TGA＋PChA	注意、短期記憶、立体認知、感覚情報の統合
辺縁系	前核（A）	乳頭体、帯状回、海馬台	帯状回、海馬台	TTA	情動、意識、記憶、注意
非特殊核	髄板内核群（IL）正中中心核（CM）束傍核（PF）	運動野、小脳、淡蒼球、脊髄、脳幹網様体	一次運動野、頭頂連合野、線条体	TGA＋PChA	覚醒、痛みの情動や認知
その他	視床網様核（TR）	視床皮質路、皮質視床路	他の視床亜核	TTA	覚醒、注意

VPL	ventral posterior lateral nucleus	LP	lateral posterior nucleus
VPM	ventral posterior medial nucleus	LD	lateral dorsal nucleus
Vim	ventral intermediate nucleus	Pul	pulvinar
LG	lateral geniculate body	A	anterior nucleus
MG	medial geniculate body	IL	intralaminar nuclei
VA	ventral anterior nucleus	CM	centromedian nucleus
VL	ventral lateral nucleus	PF	parafascicular nucleus
DM	dorsal medial nucleus	TR	thalamic reticular nucleus

TTA（視床灰白隆起動脈）	Thalamotuberal artery
TPA（視床穿通動脈）	Thalamoperforate arter…
TGA（視床膝状体動脈）	Thalamogeniculate art…
PChA（後脈絡叢動脈）	Posterior choroidal art…

が視床外面を覆うように存在している（図1）。視床には嗅覚を除く全ての感覚性インパルスを受けて大脳皮質に投射しており、その多くは特定の皮質野に投射する中継核である（図2）。なお、視床のまわりには、視床上部と視床下部が位置している。前者は日内変動リズムを、後者は自律神経系を制御する最高位の中枢とされている[3]。

特殊核は、後外側腹側核（ventral posterior lateral nucleus：VPL）、後内側腹側核（ventral posterior medial nucleus：VPM）、内側膝状体（medial geniculate body：MG）、外側膝状体（lateral geniculate body：LG）、前腹側核（ventral anterior nucleus：VA）、外側腹側核（ventral lateral nucleus：VL）、視床腹中間核（ventral intermediate nucleus：Vim）からなる。VPL、VPM、MG、LGは特殊感覚系の中継核であり、VAとVLは運動系の中継核である。VPLは脊髄視床路や内側毛帯からの線維入力により、四肢体幹の体性感覚に関わる。VPMは三叉神経求心路から入力され頭部顔面の体性感覚に関与しており、内側端は味覚の中継核である。MGは、聴覚の中継核であり聴覚機能に関与している。LGは視覚に関与しており、背側核と腹側核に分けられる。背側核は後頭葉の一次視覚野に視放線として線維連絡しており、この部位が障害されると同名半盲が生じる。VAは大脳—基底核神経回路に関与しており、損傷を受けると運動前野や補足運動野の症状として現れる。VLは大脳—基底核神経回路と大脳—小脳神経回路

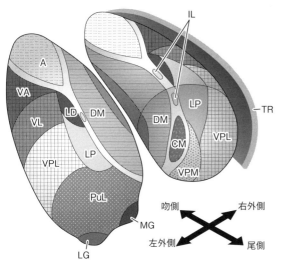

A（前核）	anterior nucleus
VA（前腹側核）	ventral anterior nucleus
VL（外側腹側核）	ventral lateral nucleus
VPL（後外側腹側核）	ventral posterior lateral nucleus
VPM（後内側腹側核）	ventral posterior medial nucleus
Pul（視床枕）	pulvinar
LD（背外側核）	lateral dorsal nucleus
LP（後外側核）	lateral posterior nucleus
MG（内側膝状体）	medial geniculate body
LG（外側膝状体）	lateral geniculate body
DM（背内側核）	dorsal medial nucleus
IL（髄板内核群）	intralaminar nuclei
CM（正中中心核）	centromedian nucleus
TR（視床網様核）	thalamic reticular nucleus

第三脳室の両脇に 3 × 1.5cm の大きい卵形の神経細胞群が左右１個ずつあり、視床間橋によってむすばれている。外側は TR によって覆われている。

図1 視床の立体図と断面図

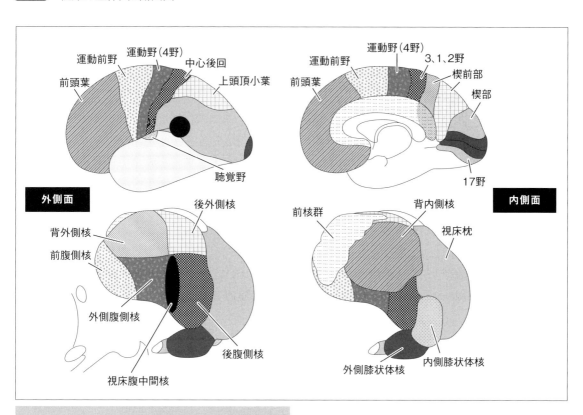

視床亜核は、それぞれ大脳皮質と特定の神経連絡をもつ。

図2 視床と大脳皮質の関連領域

の両者に関与している。前方部分は、淡蒼球からの入力を運動前野に投射し筋緊張抑制に関わる。後方部分は、対側の小脳核からの入力を運動野に投射し動作の協調運動に関わるフィードフォワード制御に関与している。VimはVLとVPLの間に存在し、小脳核と前庭神経核から入力されている。出力は、一次運動野や頭頂葉、島皮質と関連しており姿勢保持の調整に関与している。隣接するVL、VPLも損傷されることが多く、代表される障害として視床性失立症がある。

辺縁系には前核（anterior nucleus：A）が分類され、Papezの回路の一部として記憶に関与している。その他、健忘や意識障害、情動面の問題が出現することがある。

連合核は、背内側核（dorsal medial nucleus：DM）、背外側核（lateral dorsal nucleus：LD）、後外側核（lateral posterior nucleus：LP）、視床枕（pulvinar：Pul）に分類される。DMは、前頭前野と双方向性の神経連絡をもつだけでなく、大脳基底核や扁桃体などの皮質下構造から入力を受けている。出力の大部分は前頭前野に多く、DMが障害された場合、前頭前野障害と類似した所見が観察される。また、DMは大脳―基底核神経回路の前頭前野ループ、眼球運動ループ、辺縁系ループに関与し、大脳―小脳神経回路においては認知ループの中継核となっている。これらループの役割を理解しておくことも重要である。LDは帯状回と密な連絡をとり、記憶に関与している。一部、頭頂葉の楔前部への投射もある。LPは、上頭頂小葉や楔前部との関わりが強く、ボディーイメージや空間における姿勢定位に関与している。損

傷を受けると、Vim同様に姿勢定位障害がみられることがある。特に体幹と下肢の関係性が不明確となり、抗重力肢位を保つことが難しくなる。Pulは一次体性感覚野、視覚野、聴覚野と隣接しており、それらからの情報を統合する役割があるとされている。帯状回最後部とも連絡をもつため短期記憶にも関与している。また、視覚系ネットワークである背側視覚経路の一部でもある[4]。

非特殊核であるILは、正中中心核（centromedian nucleus：CM）と束傍核（parafascicular nucleus：PF）により構成されている。中でもCMは最も大きく後部に位置している。大脳皮質や大脳基底核への広範囲な領域に投射する意識の上行性網様体賦活系に関与している。

TRは、視床を包み込むように位置しており、視床亜核からの情報処理、視床から大脳皮質への情報伝達を制御していると考えられている[5]。機能としては、覚醒や睡眠などの意識・注意に関与しており、統合失調症、幻覚、てんかん、耳鳴りなど様々な精神・神経疾患に関係している。

視床の支配血管は後大脳動脈および後交通動脈から分岐しており、視床灰白隆起動脈、視床穿通動脈、視床膝状体動脈、内側・外側後脈絡叢動脈から供給されている。視床出血の多くは、視床穿通動脈と視床膝状体動脈の破綻によって起こるとされており、両者はVPL/VPMの支配領域でもある。そのため、視床出血では感覚障害を呈することが多い。ただし、血腫が他の視床亜核などの周辺組織まで進展し、多彩な臨床症状を呈する症例も少なくない。また、視床灰白隆起動脈の破綻で

血腫がVPL/VPMに及ばなかった場合など、感覚障害を呈さない症例もおり、「視床出血→感覚障害」という図式は必ずしも成り立たない。

3 症例提示

右視床出血（高血圧性）
７０歳代男性

患者情報

現病歴

仕事中に立位保持が困難となり、同日当院に救急搬送された。上記診断にて加療目的で入院になった。

既往歴

心房細動、心筋梗塞、前立腺癌、虫垂炎。

入院前生活

Activities of Daily Living（ADL）は全て自立されており、宿泊施設で料理人の仕事をしていた。modified Rankin Scale（mRS）０。

病変部位の同定

発症直後のcomputed tomography（CT）画像を図3に示す。血腫量（最大長径cm×最大短径cm×スライス厚cm×スライス数×1/2）は約6.6mlであった。血腫は内包後脚に及び、脳室穿破しているが水頭症の所見はみられず、脳卒中外科学会によるCT分類はⅡb型で

あった[6]。視床亜核においては、VPL、Vim、VLが損傷されており、一部DMやPul、LD、LPも障害されている可能性があった。また、②〜⑤スライスをみると皮質網様体脊髄路の損傷も考えられた。

画像から予測する障害像（図4）

意識障害の程度に関しては、脳室穿破とILの影響は考えられるがAの損傷は免れている可能性が高く、DMの損傷は軽度であった。また、視床下部や中脳への圧排もないことを考えると比較的良好と予測していた。

身体機能の側面からみると、内包後脚や放線冠への血腫の進展があり運動麻痺があることは予測できるが、血腫量は多くなく、内包後脚も一部残存していた。そのため、初期こそ重度麻痺を呈する可能性はあるが、血腫の吸収に伴い麻痺の改善は期待できると考えられた。感覚障害はVPLの損傷により予測でき

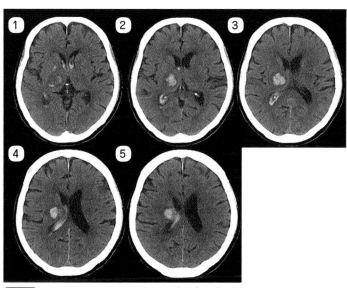

図3 computed tomography（CT）画像：
モンロー孔、松果体、脳梁膨大、脳梁体部、ハの字レベル

た。また、VimやLPの損傷によりPushing現象のような姿勢定位の問題が予測された。姿勢制御の問題については皮質網様体路の損傷も想定されるため、非麻痺側での立位制御にも影響が生じる可能性があると考えた。その他、VL損傷により運動麻痺の程度によって、あるいは経過の中で失調症状の顕在化が予測された。

高次脳機能障害の点からは、DM、LD、Pulの損傷による注意障害や記憶障害が懸念された。DMは、動機付けや情動に関与し、大脳—基底核神経回路の前頭前野ループ・辺縁系ループや大脳—小脳神経回路の認知ルー

プに関わる。これらは意識障害の程度と合わせて経過の中で判断していく必要があった。

プラス面としては、後頭葉からの視覚経路（背側・腹側）は保たれておりアプローチには有用であることが考えられた。また、既往に脳血管障害はなく脳萎縮も目立ってみられなかった。そのため、高次脳機能の経過にもよるが、運動学習がうまく促せれば自立レベルの生活を期待できると考えた。

臨床像と画像所見の整理

理学療法評価の結果（表２）と画像所見との差異や問題点に関して記載する。

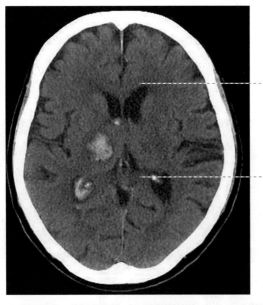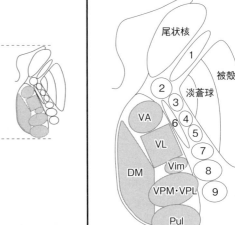

1. 前頭橋路・前視床放線　2. 皮質延髄路　3.4.5. 皮質脊髄路（上肢・体幹・下肢の順）
6. 皮質橋網様体路　7. 皮質延髄網様体路　8. 上視床放線　9. 側頭・頭頂・後頭橋路

VA（前腹側核）	ventral anterior nucleus	VPM（後内側腹側核）	ventral posterior medial nucleus
VL（外側腹側核）	ventral lateral nucleus	Pul（視床枕）	pulvinar
Vim（視床腹中間核）	ventral intermediate nucleus	DM（背内側核）	dorsal medial nucleus
VPL（後外側腹側核）	ventral posterior lateral nucleus		

図4　正常解剖図と損傷部位の比較（文献13より一部改変）

①運動麻痺と感覚障害、意識障害の状態

運動麻痺に関しては、概ね予測した状態に近くBrunnstrom recovery stage（BRS）は左上肢Ⅱ、手指Ⅲ、下肢Ⅲであった。筋緊張は上肢で低下し、下肢でも亢進はみられなかったが、腱反射においては上下肢共に軽度亢進であった。そのため、筋緊張、腱反射、脳画像の評価より、運動麻痺は改善していく可能性が考えられた。また、VL損傷による失調症状は当院入院中ではみられなかった。感覚は触覚、位置覚ともに軽度鈍麻であり、温痛覚は保たれていた。意識障害に関しては顕著なものではなく、日常会話可能で指示理解は得られていた。

②姿勢定位の問題

本症例は、座位保持・立位保持で麻痺側に崩れ自己修正することはできなかった。正中位に戻しても保持できずに崩れてしまう。姿勢定位が困難となっていた。

定位とは「動物が刺激に対して体の位置または姿勢を能動的に定めること」と定義され、主に視覚、前庭感覚、体性感覚の入力が関与する[7]。脳損傷後の姿勢定位障害としてPusher現象があるが、これは垂直を知覚する過程のどこかに異常をきたすことで生じると言われている[8]。本症例においても、Scale for Contraversive Pushing

（SCP）は2.75点であり、1.75点以上が「Pusher現象あり」と判断されるため該当した[8]。本症例の場合、座位では押してくる現象や抵抗はなかったが、立位で姿勢修正を行うと抵抗がみられ、歩行では正中位からより非麻痺側への重心移動が求められると押してくる症状がみられた。加えて、座位や立位では麻痺側へ傾いてしまい、自力での姿勢修正は困難だった。しかしながら、傾いていることは自覚しており、傾きの方向は合致していた。また、鏡を使用し

表2 理学療法評価

	1-3 病日	48-49 病日
JCS	Ⅰ-1	Ⅰ-1
BRS	Ⅱ−Ⅲ−Ⅲ	Ⅳ−Ⅴ−Ⅴ
MAS（上肢 / 下肢）	低下 /0	1/ 1+
腱反射 （上腕二頭筋 / 大腿四頭筋）	軽度亢進 / 軽度亢進	軽度亢進 / 中等度亢進
触覚	軽度鈍麻	軽度鈍麻
位置覚	軽度鈍麻	軽度鈍麻
協調運動障害	なし	なし
SCP	2.75 点 （座位0.75点、立位1.5点）	0.25 点 （座位 0 点、立位 0.25点）
座位保持	中等度介助 （支持物あれば軽介助）	自立
立位保持	中等度介助 （麻痺側傾斜、修正困難）	自立
歩行（FAC）	膝折れと麻痺側傾斜により 自力歩行不可（FAC0）	T-cane 軽介助歩行 短下肢装具着用（FAC2）
MMSE	26/30 点 （減点：場所の見当識、 　計算、図形模写）	28/30 点（減点：遅延再生）
TMT-A TMT-B	非実施（※）	57 秒（誤りなし） 2 分 7 秒（誤りなし）

※TMTは介入当初、注意散漫なことに加え「目がチカチカする」という訴えが強く、机上評価を行えなかった。

JCS	Japan Coma Scale	FAC	Functional Ambulation Category
BRS	Brunnstrom recovery stage	MMSE	Mini Mental State Examination
MAS	Modified Ashworth Scale	TMT	Trail Making Test
SCP	Scale for Contraversive Pushing		

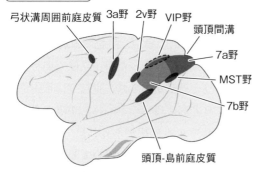

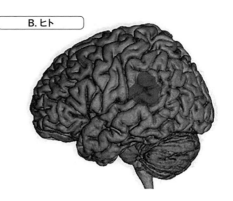

A. サル	

弓状溝周囲前庭皮質　3a野　2v野　VIP野
頭頂間溝
7a野
MST野
7b野
頭頂-島前庭皮質

前庭性反応が記録された部位を示す
サルの大脳の側面図。

B. ヒト

前庭系の電気刺激に選択的に反応する
ヒトの皮質領域。(Brandt and Dietrich 1999より)

MST 野 （上側側頭回中間部領）	Medial Superior Temporal area
VIP 野（腹側頭頂間溝野）	Ventral intraparietal area

図5　頭頂島前庭皮質（文献19より一部改変）

た視覚代償や指標物により正中軸を意識させるよう働きかけると、即時的な姿勢改善が得られた。

　Pusher現象の責任病巣に関しては多数の報告があるが[8]、本症例の場合、視床亜核で言えばVim、VL、VPLの損傷が考えられる。特にVimは、前庭神経核から出力された前庭情報を複数の大脳皮質に投射するための中継核である。前庭感覚情報の役割は「身体運動には重要な重力の方向を知る事」とされている[9]。この前庭感覚情報が投射される大脳皮質領域を前庭皮質領域というが、中でも中心的な役割を担うのが頭頂島前庭皮質（parieto-insular vestibular cortex：PIVC）である（図5）。このPIVCは前庭感覚情報だけでなく、視覚や体性感覚からの情報を統合する役割（抑制的相互作用）があると推測されており[10]、姿勢保持に影響を及ぼしている。幸いにも、本症例において感覚障害は軽度であり、視覚情報は保たれていた。前庭感覚情報の代償を残存している視覚情報や場合によっては体性感覚情報によって補い、姿勢改善につなげることは、アプローチの手段になりえると考えた。

③歩行障害

　姿勢保持が困難ということも影響したが、歩行においては最大介助を要していた。

　裸足では麻痺側遊脚期の振り出しは不十分ながら出現したものの、麻痺側立脚初期では足底接地で膝関節は屈曲位となっていた。麻痺側立脚中期では膝折れがみられたため、金属支柱付き短下肢装具を使用して歩行を行った。しかし、立脚中期以降での膝折れが十分抑制できず残存した。皮質脊髄路の影響は大きいが、大脳–小脳神経回路の運動ループの損傷もあり麻痺側での姿勢制御を困難なものにしている可能性があった。

一方、非麻痺側立脚期においても問題がみられた。非麻痺側荷重を誘導すると股関節が後方に引け体幹が前傾してしまう状態だった。これは膝立ち位にて非麻痺側へ重心移動すると、より顕著にその現象がみられた。図3③〜⑤の画像から推測するならば、皮質網様体路の損傷が考えられた。走行は補足運動野と背側運動野から出力し、図3③〜⑤の放線冠が確認できるスライスでは皮質脊髄路の前方を通り[11]、図3②の内包後脚が見えるスライスでは下降しながら後内側に向かい、皮質橋網様体路と皮質延髄網様体路に分かれ網様体へと投射される。これらは、予測的姿勢制御に関与し体幹機能・歩行に影響を与える。中でも皮質橋網様体路は同側股関節・体幹の伸筋をコントロールしている。Yooらは、皮質網様体路が損傷されていると歩行能力が低下すると報告しており[12]、本症例においても皮質網様体路の障害による非麻痺側の問題も歩行障害に影響を与えていたと考えられる。

麻痺側においては、皮質網様体路は両側性支配のため予測的姿勢制御のシステムは維持されていることになる。しかし、大脳—小脳神経回路の運動ループもVLを走行後、放線冠が確認できるスライスでは皮質網様体路の近傍を通る[13]。すでに視床亜核のVLの損傷によりこの経路の損傷は予測されるが、図3③〜⑤の画像を見ると皮質網様体路と合わせて運動ループも損傷されている可能性がある。皮質脊髄路や運動ループの損傷により十分な床反力情報を利用できないと、麻痺側の脊髄小脳回路系の活動が減少し皮質網様体路の機能に影響を与えかねない[14]。上述した麻痺側の姿勢制御の問題に大脳—小脳神経回路

の運動ループが関与するのはこのためである。

④高次脳機能の問題

Mini Mental State Examination（MMSE）は26点と比較的保たれている状態にあったが、初期評価〜2週間程度は非常に多弁で理学療法中も他の人が行っている内容に気を取られたり、違うセラピストに話しかけるなど落ち着きがなかった。また、動作練習中も誘導や声かけに注意が向かないことがしばしばあり、全般性注意障害の所見が見られた。記憶面に関しては、理学療法を行った翌日の「昨日何を行ったか」という問いに介入開始当初は答えられなかった。また、起き上がりや立ち上がりなどの動作内容も忘れることはあったが、介入経過の中でヒントを出せば手順や注意事項を思い出す様子もみられ、動作習得へと繋がっていた。その他、予測していた意欲低下や情動障害のような症状はなかった。

これらの症状に対して脳画像から考える要因としては、一部DMの損傷があったためではないかと考えている。DMは前頭前野ループと辺縁系ループの中核であり、背外側前頭前野や前頭葉眼窩皮質、前部帯状回と繋がりがある。機能としては、自発性やワーキングメモリーなどの実行機能、意思の発動や行動計画、行動抑制（不適切な行動の抑制）、情動機能に関与する[15]。また、大脳—小脳神経回路の認知ループの中継核でもある。損傷による代表的な症状として小脳性認知・情動障害（cerebellar cognitive affective syndrome：CCAS）が言われている[16]。臨床所見から、これら神経回路の損傷の程度をはかることは難しいが、single photon emission computed tomography（SPECT）を撮影し脳血流量が確認できれば予測精度は高まるかもしれない。

⑤その他

理学療法を開始して3～4週間程度は、十分な運動量を確保できない日がしばしばあった。というのも、運動中や安静時での胸痛や頭重感、胃の不快感が主訴として聞かれていたためである。それ故に、運動中の休息を長めに取ったり、理学療法を中止せざるを得ない日もあったため一定した介入を行えずにいた。また、この期間に高次脳機能の検査など机上の検査や課題が十分に行えなかった。要因の一つに「目がチカチカする」という訴えが聞かれ、検査や各療法が進まなかった背景がある。これらの症状に対しては、明らかな合併疾患があるわけではなく、主治医からは経過観察の指示となっていた。

経過

入院翌日から理学療法の介入を開始した。また、本症例は当院を経て回復期に転院した。それまでの理学療法の経過を簡潔に記載する。

注意障害に対する配慮として、人が少ない時間帯やベットサイドなど理学療法に集中しやすい環境にて行った。取り組む課題においては、あまり多くの声かけはせず、課題における注意点も少なくなるように難易度調整を図った。

理学療法として、姿勢定位障害の改善は早急に取り組む課題であった。本症例において、鏡を使用すると垂直軸を認識している様子はあったが、自己修正は困難で、特に立位では非麻痺側への重心移動に軽度の抵抗が生じていた。アプローチとして、まずは高座位で非麻痺側上肢支持での座位保持を誘導したり、動的な姿勢保持訓練として非麻痺側へのリーチやワイピングを行い、自ら非麻痺側へリーチできる環境を設けた。その都度、運動学習の程度を見ながら適切な環境と難易度を選択し反復した。意識的に非麻痺側へ荷重をかけることを求めるよりも、無意識的に非麻痺側へ荷重をかける課題の方が、脊髄小脳路を賦活し皮質網様体路への働きかけを高めることに寄与すると考えた。

歩行訓練や立位訓練の際は、長下肢装具のゲイトイノベーション（パシフィックサプライ株式会社）を使用し、上肢はオモニューレクサプラス（オートボック・ジャパン株式会社）を使用した。歩行練習における長下肢装具の有用性は、多数報告されている[17),18)]。本症例においては、まずは麻痺側の筋活動を求めて廃用を予防すること、麻痺側からの感覚情報を活性化させて座位や立位姿勢に般化することに重きを置いて実施した。経過の後半では、実用的な歩行様式の練習の割合も増やしていった。その際は、「壁を触りながら歩いてください」「手すりに寄ってください」というように具体的に理解しやすい指示を出し、身体外の環境に意識を向けて課題の結果が得られやすいように配慮した。

15病日目から、注意障害も改善がみられ始め姿勢バランスも自己修正可能となった。またBRSも上肢Ⅱ、手指Ⅳ、下肢Ⅳと改善がみられた。病棟生活では、日中に車椅子座位で過ごす時間を長くするよう看護師と連携した。27病日目からは訓練時間では短下肢装具

で歩行訓練を行うようになり、Functional Ambulation Category（FAC）のスコアも改善がみられた。

49病日目に転院したが、その頃の病棟生活は移乗とセルフケアの下衣操作以外は軽介助へと改善した。しかしながら、歩行介助量は軽減していたものの、10m歩行は29.45秒と実用的な歩行スピードとは言い難く、病棟生活に導入することはできなかった。

4 おわりに

今回は、視床について簡潔に記載し、実際の症例提示にて脳画像から得られる情報を中心に話を展開した。視床出血の臨床症状を理解するためには、視床の機能解剖を理解し、脳画像から視床亜核および、内包や中脳といった視床の周辺組織の損傷を捉える必要がある。もちろん、実際の理学療法は脳画像から得られる情報のみで決まるわけではなく、身体所見や個人因子・環境因子の情報も含め、包括的に評価・アプローチを展開する必要がある。

引用文献
1) 三上 毅：視床出血の病態. 日本臨牀 2014；72：341-344.
2) 牧原典子, 岡田 靖. 脳卒中の原因と病態. 吉尾雅春, 原 寛美（編集）：脳卒中の理論と技術. 第3版. 東京：メディカルビュー社；2019. p.104-107.
3) Mathias Bähr, Michael Frotscher, 花北順哉（訳）：神経局在診断—その解剖, 生理, 臨床. 改訂第6版. 東京：文光堂；2016. p.248-249.
4) 吉尾雅春. 視床と周辺の機能解剖. PTジャーナル 2018；52：389-396.
5) 乾 哲也. 視床. 吉尾雅春（編）：症例で学ぶ脳卒中リハ戦略. 東京：医学書院；2018. p.13-21.
6) 大村優慈, 酒向正春（監修）：コツさえわかればあなたも読めるリハに役立つ脳画像. 東京：メディカルビュー社；2017. p.138-143.
7) 阿部浩明. 姿勢定位と空間認知の障害と理学療法. 吉尾雅春, 原 寛美（編集）：脳卒中の理論と技術. 第3版. 東京：メディカルビュー社；2019. p.444-463.
8) 阿部浩明. 姿勢定位障害. 吉尾雅春, 森岡 周, 阿部浩明（編集）：標準理学療法 神経理学療法学. 第2版. 東京：医学書院；2018. p.229-235.
9) 大畑光司. 動作（歩行）分析. 吉尾雅春, 原 寛美（編集）：脳卒中の理論と技術. 第3版. 東京：メディカルビュー社；2019. p.259-284.
10) 菊池正弘, 内藤泰：fMRI（functional MRI：磁気共鳴機能画像法）前庭情報と空間識の皮質処理機構—fMRIによる知見—. Equilibrium Res 2010；69：66-75.
11) Yeo SS, Chang MC, Kwon YH, et al. Corticoreticular pathway in the human brain: Diffusion tensor tractography study. Neurosci Lett 2012；508：9-12.
12) Yoo JS, Choi BY, Chang CH, et al. Characteristics of injury of the corticospinal tract and corticoreticular pathway in hemiparetic patients with putaminal hemorrhage. BMC Neurol 2014；14：121.
13) 吉尾雅春：クリニカルリーズニングとは. 吉尾雅春, 森岡 周, 阿部浩明（編集）. 標準理学療法 神経理学療法学. 第2版. 東京：医学書院；2018. p.381-388.
14) 吉尾雅春：脳卒中後遺症の理学療法最前線. 理学療法学 2017；44：18-20.
15) 中村 学：背側核群を中心とした視床出血と理学療法. PTジャーナル 2018；52：407-413.
16) 高見彰淑：大脳・小脳神経回路の障害と理学療法. PTジャーナル 2013；47：13-18.
17) 阿部浩明, 辻本直寿, 大鹿糠徹・他：急性期から行う脳卒中重度片麻痺例に対する歩行トレーニング（第二部）. 理学療法の歩み 2017；28：11-20.
18) 大畑光司. 歩行獲得を目的とした装具療法—長下肢装具の使用とその離脱—. PTジャーナル 2017；51：291-299.
19) 金澤一郎（監修）, 宮下保司（監修）, Eric R. Kandel（編集）・他. カンデル神経科学. 東京：メディカル・サイエンス・インターナショナル；2014. p.901-917.
20) Schmahmann JD. Vascular syndromes of the thalamus. Stroke 2013；34：2264-2278.

理学療法士がみた視床出血の脳画像と臨床現象

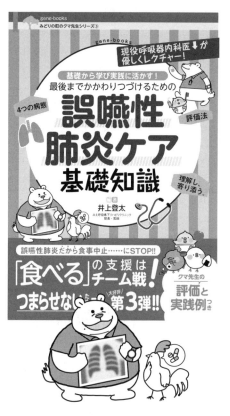
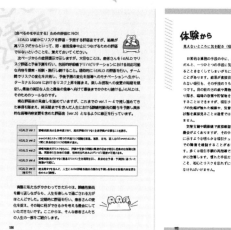
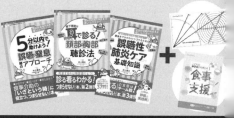

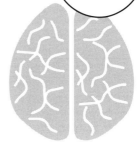
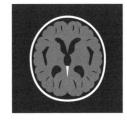

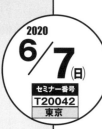

2020 6/7(日)

セミナー番号 **T20042** 東京

課題指向型アプローチを効率化する 物理療法の理論と実際

「握ってしまうと手が離せない」そんな脳卒中後の対象者の方に、 プラットホームで寝かせて他動的な練習を行っていませんか？

竹林　崇先生
大阪府立大学 地域保健学域 総合リハビリテーション学類 作業療法学専攻 准教授・作業療法士

プログラム
1　CI療法とは？
2　重度・中等度麻痺の予後について
3　ボツリヌス毒素A型施注を行う際の療法士の役割について
4　今後のリハビリテーション業界におけるロボット療法の動向
5　装具療法の理論と実際
6　電気刺激療法の理論と実際（運動機能、半側無視、痙縮の軽減）
7　振動刺激療法の理論と実際（痙縮の軽減、緊張力の増大、運動失調）
8　併用療法を使ったアプローチの戦略
9　中等度・重度の痙性麻痺に対するCI療法の戦略

※本セミナーの理解をより深めていただくため「学習理論を基盤とした積極的上肢訓練 - 課題指向型訓練とTransfer package-」をご受講頂いたうえで、本セミナーへご参加いただくことを推奨いたします。
※「学習理論を基盤とした積極的上肢訓練-課題指向型訓練とTransfer package-」の講義内容と一部重複する部分がございます。(全体の 1 割程度)
※「脳卒中後中等度～重度麻痺に対する課題志向型訓練 ～物理・装具・ロボット・ボツリヌス療法における療法士の役割と工夫」 よりタイトルを変更いたしました。

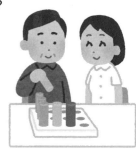

中央労働基準協会ビル 4階　ホール
東京都千代田区二番町9-8
10:00～16:00（受付9:30～）

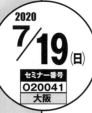

2020 7/19(日)

セミナー番号 **O20041** 大阪

脳を理解するための 基本的な解剖学的知識と 画像のみかた

再学習のチャンス！！わかりやすく解説します！！
脳の障害とそのアプローチの前に最低限知っておきたいこと

吉尾　雅春 先生
千里リハビリテーション病院 副院長・理学療法士

社会はニューロリハビリテーションへと動いています。
されど、セラピストや看護師の脳に関する卒前教育はそれに呼応していないようです。

これまで脳のシステム障害のお話を重ねてきましたが、『難し過ぎてついていけない』という正直なお声もたくさんいただきました。
ということで、脳の解剖と機能について、難しいお話ではなく、基本的なところからじっくり学んでみませんか？
その上で、脳のシステムのことを考え、その障害のアプローチについて考えていけるようにステップアップしましょう。

事前予習資料をご用意いたしました。
より深くご理解いただくため、予習の上でのご参加をお勧めいたします。
※弊社ウェブサイトより予習資料（pdf）DLが可能です。

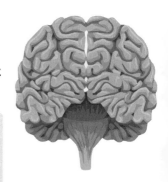

株式会社 御堂会館 4階 Aホール
大阪府大阪市中央区久太郎町4-1-11
10:00～16:00（受付9:30～）

※プログラムは追加・変更になる場合がございま

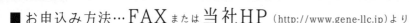

■**受講料　各 12,800 円**（税込）

※当日会場にてお支払い下さい。
※開催日を含め 7 日前の朝 8：00 以降からのキャンセルについては、キャンセル料（受講料全額）が発生いたします。

■**お申込み方法**…**FAX**または**当社HP**（http://www.gene-llc.jp）より　▶

geneHP QR コード
gene　検索

・下記に必要事項をすべてご記入の上、**050-3852-1905**までお送りください。
・弊社より受講登録完了のご案内をお送り致しますので、E-mail または FAX 番号は必ずご記入をお願い致します。
・お申込み後、弊社からの受講登録完了のご案内をもちましてお申込完了となります。登録完了の連絡がない場合は、一度お問合せ頂ますようお願い
・諸般の事情により会場や開催日の変更、または、開催中止となることがありますので、あらかじめご了承ください。

セミナー番号	氏名		ご勤務先名称	職種
	フリガナ			
E-mail			電話番号	FAX番号

特集

言語聴覚士がみた右半球脳梗塞の脳画像と臨床現象

医療法人愛の会　光風園病院　言語聴覚士

弘中　恭子

1　はじめに

　当院回復期病棟入院の59歳右脳梗塞の患者を担当した。中大脳動脈領域および前大脳動脈領域の広い範囲に梗塞巣がおよび、嚥下障害、高次脳機能障害など様々な症状を呈していた。当院では定期的に脳画像と臨床症状を照らし、予後やアプローチについて検討している。その際、当患者において、環境音の認知が正常に行われているか評価をした方がよいと指摘があった。そこで評価を実施したところ、環境音の認知に問題が生じている可能性があることが分かった。

　嚥下障害、高次脳機能障害等、言語聴覚士として実施するべき評価や介入すべき問題点は数多くあり、どの問題も患者の今後の人生にとっては大きな課題であった。しかしここでは患者の全体像を把握するため他の問題点は最小限の提示に留めたい。筆者が見落としていた環境音の認知という視点を中心にまとめ、評価にどのように取り組み、脳画像をどのように見たかについて触れたいと思う。最後に言語聴覚士が環境音の認知の評価を行う意義について、今回の症例を通して考えた結果を述べたい。

2 症例紹介

59才、男性、右利き

◆現病歴

自動車運転中に突然蛇行し自損事故を起こした。救急隊が意識障害、左片麻痺に気づき救急搬送、CT検査、MRI検査で右中大脳動脈領域、前大脳動脈領域に広範な脳梗塞を認めた。入院時より心房細動を認め、心原性脳塞栓症と診断された。血栓溶解療法は合併症のリスクが高く、有益性に乏しいと判断され行われなかった。発症1週間後、高度の脳浮腫、帯状回ヘルニアを生じたが、減圧開頭術を要さず経過した。発症47病日にてリハビリテーション目的で当院に転入院した。

◆既往歴

脳梗塞（今回発症の15カ月前、病巣は左小脳半球）、非弁膜性心房細動、頸肩腕症候群

◆病前の生活

前回発症の脳梗塞で後遺症は特になかったが、それを機に勤めていた会社を退職し、1人暮らしで派遣社員として働いていた。

◆家族歴

キーパーソンは母親。父親は要介護認定を受けており、母と妹が父親の介護にあたっている。

3 評価結果と経過のまとめ

患者の全体像をイメージしやすい様、日常生活動作に関する項目や、言語聴覚士が特に注目したい項目についてまとめた。

患者のコミュニケーション、日常生活動作の評価法である機能的自立度評価表（Functional Independence Measure：FIM）、嚥下機能と食事の様子の経過を**表1**に提示する。入院当初は自身の発話が止まらない傾向や発話の抑揚に乏しい様子があったが、自然に消失した。日常生活動作の自立度は緩やかに向上した。麻痺側の肩関節や股関節の痛みを常に訴え、痛みの影響から、または高次脳機能障害の影響（詳細は後述）から、起居動作、移乗動作、移動動作、トイレ動作、更衣動作について入院中に完全自立までには至らなかった。一方で、整容動作や食事動作については当施設の環境にすぐに慣れることができ、片手動作にて可能となった。食事は軟飯、軟菜食、水分トロミなしを摂取できるようになったが、摂食スピードのコントロールができず、パサつきのある食材や酢の物などで時折ムセ込みを生じた。入院後期まで、ゆっくりよく咬んで摂取するようにスタッフの見守りや声かけを必要とした。

次に、発語器官の運動機能評価、構音評価についてAMSD標準ディサースリア検査[1]を**表2**に提示する。検査中は運動の指示に従うことが難しく何度か模倣や指示運動を行ってから、最良の運動で評価した。指示運動をさせると上手くいかないが、同様の自発的な運動では簡単に動かすことができたことか

表1 コミュニケーション、日常生活動作、嚥下機能と食事の様子の経過について

	初期評価	最終評価
コミュニケーション	JCS：I-2 話が止まらない傾向があり、 発話の抑揚がなく平坦	JCS：I-2 話が止まらない傾向と 発話の抑揚のなさは消失した
日常生活動作指標 （FIM）	**34/126 点** ○運動項目　13/91 点 ・セルフケア 　食事・・・・・・・・1点 　整容・・・・・・・・1点 　清拭・・・・・・・・1点 　更衣（上半身）・・・・1点 　更衣（下半身）・・・・1点 　トイレ動作・・・・・・1点 ・排泄コントロール 　排尿・・・・・・・・1点 　排便・・・・・・・・1点 ・移乗 　ベッド・椅子・車いす・・1点 　トイレ・・・・・・・・1点 　浴槽・シャワー・・・・1点 ・移動 　車いす・歩行・・・・1点 　階段・・・・・・・・1点 ○認知項目　21/35 点 ・コミュニケーション 　理解・・・・・・・・4点 　表出・・・・・・・・4点 ・社会認識 　社会的交流・・・・4点 　問題解決・・・・・・4点 　記憶・・・・・・・・5点	**53/126 点** ○運動項目　29/91 点 ・セルフケア 　食事・・・・・・・・5点 　整容・・・・・・・・5点 　清拭・・・・・・・・1点 　更衣（上半身）・・・・1点 　更衣（下半身）・・・・1点 　トイレ動作・・・・・・1点 ・排泄コントロール 　排尿・・・・・・・・2点 　排便・・・・・・・・2点 ・移乗 　ベッド・椅子・車いす・・4点 　トイレ・・・・・・・・3点 　浴槽・シャワー・・・・1点 ・移動 　車いす・歩行・・・・2点 　階段・・・・・・・・1点 ○認知項目　24/35 点 ・コミュニケーション 　理解・・・・・・・・5点 　表出・・・・・・・・5点 ・社会認識 　社会的交流・・・・5点 　問題解決・・・・・・4点 　記憶・・・・・・・・5点
嚥下機能と 食事の様子	RSST　　　：0回/30秒 MWST　　　：プロフィール4 食事形態　：全粥・刻み食 水分形態　：中濃度のトロミを使用している 藤島グレード：II-6 食事の様子：食べこぼしがあるため、 　　　　　　エプロンを使用している	RSST　　　：1回/30秒 MWST　　　：プロフィール4 食事形態　：軟飯・軟菜食 水分形態　：トロミは使用していない 藤島グレード：II-7 食事の様子：食べこぼしは軽度残存 　　　　　　エプロンを使用している

ら、口腔顔面失行があると考えた。舌にごく軽度の運動の左右差を認め、初期より音の歪みを軽度に認めていたが、当初より日常会話上は問題にならない程度であった。口唇、頬の運動機能や感覚について運動麻痺や感覚障害を認めた。機能向上を目的とし、視覚的にフィードバックしながら粗大運動を行うことや、押し返しなどの抵抗運動を取り入れ、約3ヵ月間集中的に実施したが、大きな効果は得られなかった。

言語聴覚士がみた右半球脳梗塞の脳画像と臨床現象

表2 AMSD標準ディサースリア検査

ICFに準じて整理すると、発話の検査は活動レベル、発声発語器官検査は心身機能・身体構造のレベルに該当する[1]。

◆発話の検査　発症34病日

1. 発話明瞭度2（時々分からない語がある）
2. 発話の自然度2（やや不自然な要素がある）
3. 発話特徴　発話の短いとぎれ1、構音の歪み1
4. 発話速度5.1モーラ/秒

◆発話の検査　発症128病日

1. 発話明瞭度2（時々分からない語がある）
2. 発話の自然度1（全く自然である）
3. 発話特徴　発話の短いとぎれ0、構音の歪み1
4. 発話速度5.4モーラ/秒

◆発声発語器官検査のプロフィール

大項目		小項目	0	1	2	3	備考
1.呼吸機能		1.呼吸数/1分					▲‥▲ 発症34病日
		2.最長呼気持続時間					
		3.呼気圧・持続時間					●─● 発症128病日
2.発声機能		4.最長発声持続時間					
		5./a/の交互反復					
3.鼻咽喉閉鎖機能		6./a/発声時の視診					
		7.ブローイング時の鼻漏出					
		8./a/発声時の鼻漏出					
4.口腔構音機能	a.運動範囲	9.舌の突出					
		10.舌の右運動					
		11.舌の左運動					
		12.前舌の挙上					テスト不可
		13.奥舌の挙上					
		14.口唇の閉鎖					
		15.口唇を引く					
		16.口唇の突出					
		17.下顎の下制					
		18.下顎の挙上					
	b.交互反復運動での速度	19.舌の突出-後退					
		20.舌の左右移動					
		21.下顎の挙上-下制					
		22./pa/の交互反復					
		23./ta/の交互反復					
		24./ka/の交互反復					
	c.筋力	25.下顎の下制					痛みの訴えあり
		26.下顎の挙上					
		27.舌の突出					
		28.舌面の挙上					
		29.口唇の閉鎖					

表3 認知機能、高次脳機能結果

	検査バッテリー	初期評価	最終評価
認知機能	長谷川式簡易知能評価スケール	25/30 点	23/30 点
	Frontal Assessment Battery	10/18 点	9/18 点
高次脳機能	Hibrid-STT	23/50 点 仮名拾いテスト、 TMT-A, B は中断となった	仮名拾いテストは中断とならず数個拾いあげた TMT-A, は 408 秒、B は 482 秒で終了した
	BIT 行動性無視検査 （133 病日目に実施、下図参照）	非実施	通常検査 90/146 行動検査 63/81
	CAT 標準注意検査 （147 病日目に抜粋で実施）	非実施	Visual Cancellation Task 正答率 63%　的中率 100% Auditory Detection Task 正答率 40%　的中率 57%

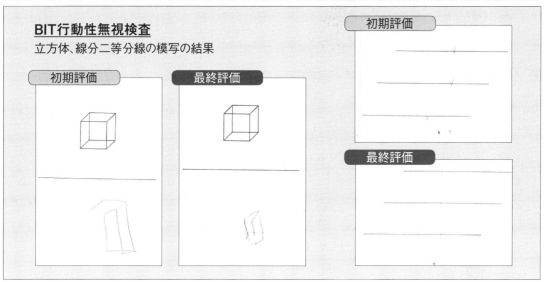

BIT行動性無視検査
立方体、線分二等分線の模写の結果

初期評価　最終評価

初期評価

最終評価

言語聴覚士がみた右半球脳梗塞の脳画像と臨床現象

　高次脳機能についての経過は表3に提示する。高次脳機能障害のスクリーニングはHibrid-STT[2]を使用した。障害名は左半側空間無視、注意障害、遂行機能障害、記憶障害、口腔顔面失行、構成障害と多岐に及んだ。検査結果についての変化点は、一部Trail Making Testが検査中断とならず最後まで実施できるようになったことや口腔顔面失行が改善し、指示下での運動が遂行しやすい場面が増えること等があった。机上での評価による改善度はあまり認めなかったが、生活動作においては、高次脳機能障害による動作上の影響が減少した。例えば車いすの自走練習の際に、入院時は障害物に車いすや身体をぶつけてしまう左半側空間無視の症状が頻回にみられたが、ぶつける前に気づく回数が増加し、ぶつけてしまう回数が減少した。歩行練習の際には、右側に見える視覚情報に注意が向いてしまい、歩行動作に集中することが困難な場面が見られていたが、集中できる場面が増えた。衣服の着脱練習、または車いすのブレーキ操作、フットレストの操作練習のように、複雑な動作はその手順がなかなか定着せず、口頭指示で手順を何度も確認してやっと遂行できる様子は最後まで続いた。

4 脳画像情報と患者の症状について

　患者の発症時のMR拡散強調画像を図1に提示する。脳梗塞は中大脳動脈と前大脳動脈領域に及んだ。脳動脈の灌流領域を考慮すると、塞栓部位は中大脳動脈穿通枝を過ぎた地点、前大脳動脈領域は前交通動脈を過ぎた地点であった。

　中大脳動脈領域の梗塞部位から考えられる現象と実際の臨床症状について簡単に述べる。この部位には大脳皮質運動領野である顔面の中枢が存在する。顔面上部は第1次運動ニューロンにおいては左右両側で支配されているため、運動麻痺は生じず、顔面下部である頬や口唇にのみ運動麻痺が生じる[4]。

　顔面や口、咽喉頭の痛覚、微細触覚などの体性感覚は、三叉神経を経由して三叉神経主知覚核および三叉神経脊髄路核を経て左右交叉し、反対側の視床で接続し、頭頂葉にある一次体性感覚野に入る[3]。中大脳動脈領域の損傷により、一次体性感覚野そのものに損傷があると考えた。前項目で述べたように、患者には顔面下部の運動麻痺、感覚障害が生じていた。顔面下部の運動機能及び感覚機能について、視覚的なフィードバックを行いながらの粗大運動、押し返し等の抵抗運動を取り入れたアプローチを実施したが、AMSD標準ディサースリア検査の発声発語器官の検査をみても改善したとはいえなかった。

　患者の視覚処理について述べる。入院初期には眼球運動を固定し視野検査を実施することが難しく正確には行えていなかったが、画像情報より、右側頭葉の視放線の損傷があり、

右同名性上四分盲の可能性があると考えていた。入院後期に視野検査を実施したところ、患者より眼球を固定すると検者の右視野と同様には見えないと訴え、特に上方向はほとんど見えないと訴えた。画像情報と臨床症状が合致する結果となった。

　BIT行動性無視検査より左半側空間無視の症状が顕著にある。左半側空間無視はその生起過程により知覚型と遂行型の2つのタイプがあるといわれている[4]。頭頂葉における視覚情報処理自体に支障があるタイプと、頭頂葉で処理された情報を前頭葉に運ぶ過程が障害されて起るタイプに分けられ[5]、当患者は脳画像よりどちらも有していると考えた。入院当初より、食事場面では左側が見えにくいと訴えていた点から、左半側空間無視の自覚は行動を通してみられていた。通常検査と行動検査を比較すると、行動検査の項目の方がカットオフとなる項目が少なく、文字や状況による手がかりが有効であり、右視野から左視野へ視覚的に探索していく動作が可能であった。リハビリテーションは言語的な指示や文字等による指示で環境をとらえてもらうように工夫し、症状は緩やかに改善した。慣れた環境下では車いす自走も見守りにて可能となる等、左半側空間無視の影響が残存はしたが、自身で行えることは増加した。

　環境音の認知については右側頭葉の一次聴覚野および聴覚周辺野であり、中大脳動脈領域である。後ほど詳しく述べる。

　次に、前大脳動脈領域の梗塞部位から考えられる現象と臨床症状について簡単に述べる。前大脳動脈領域は、前頭連合野、高次運動関連領野である補足運動野と運動前野、帯

状回運動野の他、前頭眼野、一次運動野（下肢の中枢）が存在する[4]。患者の拡散強調画像である図1からは、前頭連合野、補足運動野、運動前野、前頭眼野に損傷を認める。前頭連合野の障害により、失行、半側空間無視からさらに高次の注意障害、遂行機能障害、記憶障害の症状を呈したものと考える。歯磨きや食事動作など慣れた環境下で反復練習すれば学習しうまく遂行することが可能な動作もあれば、服の着脱や、車いすのブレーキ、フットレストの操作の手順を覚えて遂行すること等、複雑な手続きを要する動作については入院期間では自立することができなかった。

　患者にみられたこれらの高次脳機能障害は、いずれも脳画像と臨床症状を照らして考える際にはあまりにも大きなテーマであり、紙面の関係上詳しく論ずることはここでは避け、患者の症状を提示するのみに留めたい。

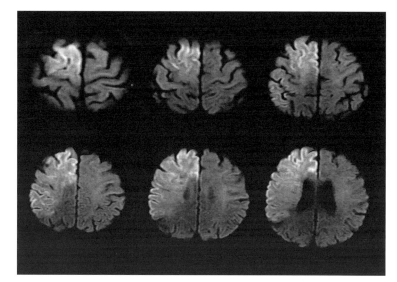
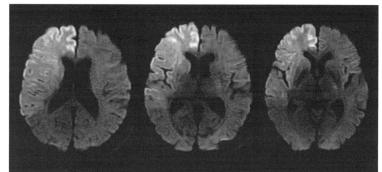
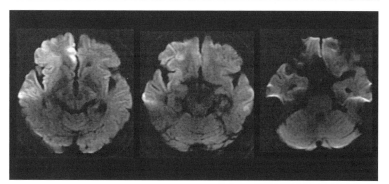

図1 発症時のMR拡散強調画像

5 環境音の認知と脳画像について

環境音の評価について行った結果を表4に提示した。

まずスクリーニングとして、指こすりと音叉の音を聴いてもらった。閉眼して座ってもらい、検査者がやっと聴こえる指を耳元でこする音、または音叉の音を聴かせ、聴こえたら伝えてもらうようにした。その際、左右どちらを聴かせるかを伝達して実施した。左耳は提示後すぐに聴こえたと反応したにも関わ

らず、右耳は聴こえたと反応するまでに3秒間程度提示する必要があったが、両耳ともに聴こえたと反応することができた。

音の種類の同定について、株式会社エスコアールの環境音の音、救急車のサイレンの音、打ち上げ花火の音など音環境が録音されたアプリケーションからの音を聴いてもらい音の種類を口頭で答えてもらった。電車の通過音を「何かの機械音」と答えたことや、車のエンジンの音を「のこぎりの音」と答えた以外は正答と判断した。株式会社エスコアールの環境音の評価は通常、絵カードによる選択方

表4 環境音の評価結果

◆音の種類の同定

音環境	口頭反応	正否
救急車のサイレン	救急車。	○
打ち上げ花火	花火。	○
犬の鳴き声	犬。	○
セミの鳴き声	セミやね。	○
風の音	風の音かな。	○

音環境	口頭反応	正否
鶏の鳴き声	鶏。	○
電話のベルの音	電話。	○
電車の通過音	何かの機械音。	△
車のエンジンをスタートする音	のこぎりの音。	×

◆音の方向の同定

音環境	反応	正否	姿勢	場所
○足場工事の音 音源は本人から向かって正面	90度左から聴こえると指さす	×	車いす上	屋外
○1本の木に集中するセミの鳴き声 音源は本人から向かって正面	90度左から聴こえると指さす	×	車いす上	屋外
○水の流れる音 音源は本人から向かって 左へ90度の方向	音源よりさらに左方向（本人の後方付近）を指さす	×	車いす上	屋内
○自室で話す人（3名） 本人から向かって右45度方向に2名、向かって右90度方向に1名、3名は同室で話をしている	・3名のうち2名（同室者とその家族）を指さした方向は本人の前方、45度程度左へ偏移 ・他1名（同室者）は評価者とほぼ同じ方向に同定した ・また3名と同定できず5名と同定した	×	車いす上	屋内
○鈴を落とす音	落ちた方向を指す	○	ベッド上	屋内・自室
○ボールペンを落とす音	落ちた方向を指す	○	ベッド上	屋内・自室
○ちり紙の箱を落とす音	落ちた方向を指す	○	ベッド上	屋内・自室

式で答えることとなっており、この評価では口頭で答えてもらったため、通常の評価より難易度が高くなった。電車の通過音も「何かの機械音」であり、この場合は不正解とはならず△と表記した。

音の方向の同定について、自室を含む屋内や屋外で、予め音源を視覚で特定できないように閉眼してもらい、音がどちらからするかの方向を指さしてもらった。評価者が目と耳で確認した方向の同定と、どの程度の角度異なっているかを調べた。屋内では、ベッド上に臥床してもらい閉眼した上で、検者が本人のベッド周囲で物を落とし、どの辺りに近い場所で落ちたか、指さしてもらうことや、指させない場合はどの身体の部分の付近で音がしたかを答えてもらった。屋外では、足場工事の音や1本の木に集中するセミの鳴き声などを閉眼して聴いてもらい、どの方向から聴こえてくるかを指さしてもらった。

屋外で実施した足場工事の音やセミの鳴き声は、実際の場所と90度左に回った場所から聴こえると答えた。水が流れ落ちる音は実際の場所より左へ90度程度、ほとんど本人の後方を指さしその場所から聴こえると答えた。室内については、単一の音ならば検者が目と耳で同定した方向とほぼ同じ方向を指さしたが、複数人での話し声では、話し声のする方向を同定できないことがみられた。また自室で話している人がどこにいるかを音で同定してもらった際には、3名のうち2名（同室者とその家族）を指さした方向は本人の前方、45度程度左へ偏移した。他1名（同室者）は評価者とほぼ同じ方向を同定した。また3名と同定できず5名と同定した。自室へ移動する際には閉眼して移動しなかったため、移動中に話している人がどこにいるかを同定していた可能性があった。

音を聴いて認知する脳のメカニズムを簡単に説明する。

鼓膜でとらえられた空気の振動は、内耳の感覚細胞で電気的信号に変換される。電気的信号は内耳孔から出て、すぐに橋-延髄境界部（小脳橋角部）から脳幹に入り、同じ側の蝸牛神経核に入る。蝸牛神経核から交叉性に、または非交叉性に脳幹内を上行し、中脳背側の四丘体下丘に入る。左右の下丘間には神経線維の連絡がある。下丘を出た神経線維は、視床の後外側にある内側膝状体を通り、側頭葉内側面のヘシュル横回（41野）に入る。ヘシュル横回から聴覚周辺野により認識された音と過去の記憶とを照合し、何の音であるか解釈するといわれている[3]。

当患者は中大脳動脈領域および前大脳動脈領域の脳梗塞であるため、視床の内側膝状体までは問題なく機能していると考える。内側膝状体から聴皮質までの経路および聴覚皮質であるヘシュル横回自体の問題により、音の方向を同定できないことがあると推測される。

聴覚伝導路はすべて脳幹部で対側に交叉するのではなく、一部は同側に走行するため、聴放線や聴皮質が一側で障害されても完全な聾にはならず、対側のある程度の聴力低下と、音のする方向を聞き分けられる能力が障害されるに留まるといわれている[3]。聴覚失認と呼ばれる聴覚の認知障害が、両側の聴皮質または聴放線の損傷による[6]ものと呼ばれているのはこのためである。

このような音の方向の同定のしにくさについては、実際に室内や屋外の環境下で音環境と視覚環境をマッチングさせるよう何度か実施したところ、1週間程度で次第に音方向と視覚情報がマッチングできるようになった。

6 考察

脳画像情報より片側の聴放線、聴皮質の損傷があると考える症例に対し、環境音の評価を実施した。患者は音の種類の同定については9問中7問を口頭で答えることができた。今回の検査では、絵カードによる選択ではなく口頭で答えてもらっており、実際の評価に比べて難易度が高かった。さらに入院初期より携帯電話のメールの着信音と電話の着信音を聞き分けられていたことや、入院中期にはリハビリ担当者を声のみで言い当てていることもあり、音の種類の同定は当患者の場合は問題ないと考えた。

音の方向の同定について、実際の音源よりさらに90度程度、左方向から聴こえると答えた現象や、本人の自室で話している人数を同定できないという現象が起った。もし左半側空間無視が影響したとすれば、左の空間からの聴覚も無視してしまうため、聴覚の場合も右方向にずれた位置を指すはずである。患者は左方向にずれた位置を同定することが多く、この評価では、単純に音の方向の同定が困難になったと考えた。

しかし提示した検証では、全方向からの確認は十分ではなく、今後さらなる評価と検討は必要である。

最後に環境音の評価の必要性について述べる。私たちは通常、まず音の現象が起きてから音がする方向に顔や目を向けて対象を確認する。音の方向感覚が鈍いと、外を歩く際、車の往来や信号機の音、踏切の遮断機の音などが分かりにくく、危険をいち早く察知し対応できない。特に運動麻痺などが軽度で、入院中に外出する、外出訓練を行う等のケースでは、環境音がどのように認識されているかの評価は特に重要となる。

環境音とは、環境、つまり自分の周りの空間から聴こえてくる音すべてである。鳴き声、足音、雨音の様にその音単体で聴く音もあれば、人が戸をノックする音、ドアノブを回す音、戸を開ける音など、時系列で聴く音もある。音の種類のみに留まらず、どこから聴こえてくる音か、近付いてくる音か、遠ざかってくる音か、重なって聴こえる音か等、環境音を評価する視点もさまざまある。「環境音の認知が障害されているかどうか」は音の種類の同定のみに留まらず、音の方向や音の遠近感の認知等も評価しなければならないだろう。環境音失認は両側の聴放線、聴皮質でしか起らないといわれてきた経緯から、環境音の音の方向や遠近感についての側面を評価するという視点は見過ごされてきたのかもしれない。

中大脳動脈領域は脳血管障害の好発部位である。当患者のように右脳梗塞で、かつ片側の聴放線、聴皮質の損傷がある可能性のある患者は多いと推測される。今回は患者の脳画像情報をきっかけに、環境音の評価の必要性が高いことがわかった。当患者のように他の様々な高次脳機能障害を合併していると、何の原因でその現象が起るのか分かりにくいこ

とがある。脳画像と臨床現象を照らして考えることで、臨床現象を整理し原因を把握することが可能である。

　言語聴覚士は、左側の聴放線、聴皮質の損傷により生ずる失語症症状に目を向け評価することが多く、言語音の認知についての評価を学会等で目にする機会が多い。当患者のように右側の聴放線、聴皮質の損傷により環境音がどのように認知されているかを評価することも、同じように重要であり、言語聴覚士が評価すべき事象である。今回の環境音の評価は分析、方法ともに荒削りなものとなった。左脳の聴皮質、聴放線の障害にて出現する失語症状の評価と同様、右脳の聴皮質、聴放線の障害についても目を向け、患者がどのように聴いているかに目を配っていきたい。

7 おわりに

　毎月の画像を含んだ症例検討会で多くの知識や示唆を頂き、また初学者である私にこのような機会を与えて頂き、且つご指導くださった吉尾雅春先生に深く感謝いたします。また症例呈示を快く引き受けてくださり、多くを学ばせていただいたいた患者さんに心より感謝いたします。

引用・参考文献
1）西尾正輝：AMSD 標準ディサースリア検査．東京，インテルナ出版；2004．P12-69.
2）溝渕佳史，永廣信治，中村和己・他：高次脳機能障害スクリーニングテスト Hibrid-STT 作成の試みと有用性について．神経外傷　2013；36；p172-179
3）Peter Duus 著，花北順哉訳．神経局在診断改定第 5 版―その解剖，生理，臨床―　株式会社文光堂，p152, 158, 167, 354
4）網本和，伏田清子，二木叔子・他：半側空間無視の生起過程に関する検討―知覚型と遂行型の分析―，総合リハビリテーション　1991；19；p631-635.
5）丹治順：頭頂連合野と運動前野はなにをしているのか？―その機能的役割について―，理学療法学 2013；40，p641-648
6）加我君孝，竹腰英樹，林玲匡：中枢性聴覚障害の画像と診断　聴覚失認―音声・音楽・環境音の認知障害―. 高次脳機能研究　2008；28；p224-230.

言語聴覚士がみた右半球脳梗塞の脳画像と臨床現象

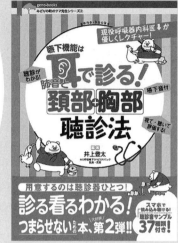
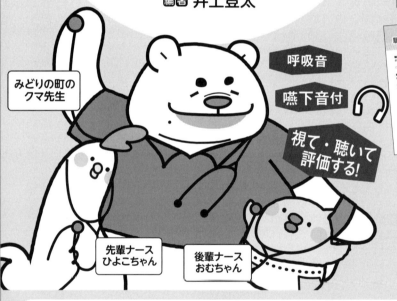
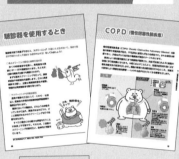
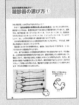

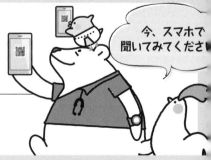

理学療法士がみた脳幹・小脳の出血および梗塞の脳画像と臨床現象

医療法人社団和風会　千里リハビリテーション病院　理学療法士

田村 哲也

1 はじめに

　脳卒中リハビリテーションに携わる理学療法士にとって、脳画像は治療戦略や予後予測を考えるうえで、重要な情報源となる。例えば、脳卒中後遺症の運動麻痺を単なる随意運動の障害と捉えるだけでは、それ以上の解釈は生まれない。一方、「随意運動が発現するプロセスのどこに問題はあるのか？」という視点をもって脳画像をみれば、運動麻痺に対して促通反復運動を一様に選択することはなく、場合によっては身体認識や姿勢制御へのアプローチを優先することもある。また、急性期・回復期等の病院機関は、限られた入院期間の到達目標を定め、それを達成するための効率的かつ効果的な介入が求められる。いずれも、そうした意思決定には脳画像から得られる情報が有益であり、理学療法士が率先して脳画像をみる意義は大きい。

　脳卒中における脳幹および小脳病変は、テント上病変と比較して数が少ない。過去、当院の回復期リハビリテーション病棟に入院した脳卒中患者のうち、脳幹および小脳病変例が占める割合は約15％である。したがって、脳幹や小脳に焦点をあてて脳画像を観察する機会は少なく、むしろ「見慣れない」という感想を持つ理学療法士も多いのではないか。本稿では、複雑怪奇にみえる脳幹と小脳のネットワークを分かりやすく解説することに努めながら、脳幹および小脳病変例の脳画像と臨床現象を例示し、理学療法士がみるべきポイントについて述べる。

2 脳幹および小脳のネットワーク

　ヒトの運動および行動は、中枢神経系（大脳・脳幹・小脳・脊髄）のネットワークによって成立する。もし、脳卒中によりネットワークが損傷した場合は、種々の臨床現象となって表れる。脳幹および小脳は、機能局在を有する大脳と異なり、独自の神経核を有するものの、神経経路や調節系としての意味合いが強い。したがって、脳幹および小脳を単独で理解するより、中枢神経系ネットワークの構成要素として把握する方が、脳画像と臨床現象を結び付けて捉えやすい。

　脳幹は中脳・橋・延髄によって構成される（図1a）。まず、外観上における中脳・橋・延髄の構造を把握することは、脳画像をみるときの位置関係を理解する一助になる。図1bは中脳の水平断画像である。中脳の腹側は大脳脚と称され、大脳から下行する投射線維が膨大に通過するため、左右対の扇状の構造をしている。次いで橋は、丸く膨らんだ構造と、小脳へ連絡する小脳脚が特徴的である（図1c）。小脳脚とは、脳幹と小脳をつなぐ神経線維の束であり、脳画像でも神経線維の連続性が確認できる。最後に、脳幹の最下端に位置する延髄は、上行または下行する神経線維が脊髄に向かって収束していくため、脊髄と類似した細い構造をしている（図1d）。

　なお、延髄レベルのComputed Tomography（以下CT）画像は、周囲の頭蓋底骨と近接するためartifact（画像ノイズ）が発生しやすく、明瞭度に欠ける。したがって、延髄病変を

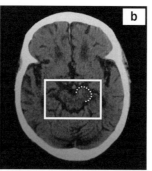

①中脳 ②橋 ③延髄

点線は中脳大脳脚を示す
四角枠内拡大図を図3に示す

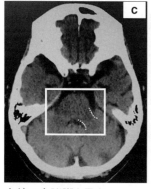

点線は小脳脚を示す
四角枠内拡大図を図4に示す

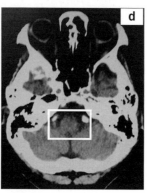

四角枠内拡大図を図5に示す

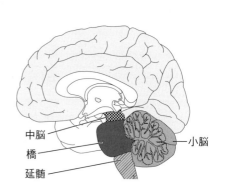

中脳
橋
延髄
小脳

図1　脳幹の脳画像（CT画像）

観察する場合はMagnetic Resonance Imaging（以下MRI）画像を推奨したい。

小脳は中脳下端から延髄上端の高位において、脳幹の背側に位置する。小脳の解剖学的区分は2つが知られており、前葉・後葉・片葉小節葉（図2a）、虫部・中間部・半球部の区分（図2b）がこれに相当する。また、機能的区分としては前庭小脳システム・脊髄小脳システム・大脳小脳システムがあり、それぞれの出力核として室頂核・中位核・歯状

核がある。

次に、ネットワークについてである。本稿では、主たる読者が理学療法士であることを想定し、運動機能に関するネットワークを解説する（図3〜5）。まず、随意運動を司る皮質脊髄路（皮質核路）は、内包後脚を経て大脳脚中央を通過し、橋・延髄の腹側を下行して大部分が錐体交叉にいたる。なお、皮質脊髄路が通過する一側大脳脚の両端には、前頭橋路・頭頂側頭橋路が通過している。それ

理学療法士がみた脳幹・小脳の出血および梗塞の脳画像と臨床現象

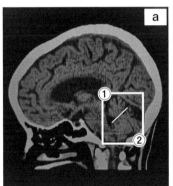
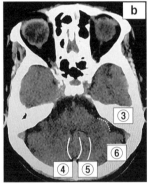

①前葉 ②後葉

③点線は片葉小節葉を示す
④虫部 ⑤中間部 ⑥半球部

図2　小脳の解剖学的区分（CT画像）

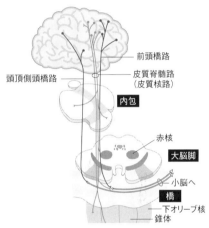

イラスト参考:坂井 建雄,河田 光博「プロメテウス 解剖学アトラス 頭部／神経解剖」,2019,医学書院,p460

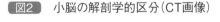

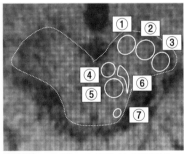

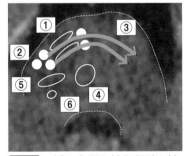

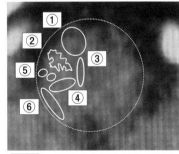

図3　中脳の主要な神経経路と神経核

①前頭橋路
②皮質脊髄路（皮質核路）
③頭頂側頭橋路 ④赤核 ⑤網様体
⑥内側毛帯 ⑦外側脊髄視床路

図4　橋の主要な神経経路と神経核

①皮質脊髄路（皮質核路）②橋核
③横橋線維（対側へ交叉する）
④網様体 ⑤内側毛帯
⑥外側脊髄視床路

図5　延髄の主要な神経経路と神経核

①皮質脊髄路（下部で交叉する）
②下オリーブ核 ③内側毛帯 ④網様体
⑤左:外側脊髄視床路、右:赤核脊髄路
⑥後脊髄小脳路

らは、橋の橋核を経由して対側の小脳へ投射され、大脳小脳システムを構成する。次に、筋骨格系からの固有覚(識別できる深部感覚)は、脊髄後索を上行して後索核（薄束核・楔状束核）へ投射され、延髄で交叉した後に内側毛帯を通って視床・大脳へ向かう。温痛覚および触覚に関わる脊髄視床路は、脊髄レベルで交叉した後に脊髄・脳幹を上行し、そのまま同側の視床・大脳へ投射される。その他、脊髄小脳路も筋骨格系からの固有覚を伝えており、「識別できない深部感覚」がこれに該当する。その理由は、終着点が知覚に関わる大脳ではなく、小脳に伝えられるからであり、運動を調節するための情報として無意識下に利用されている。筋・腱紡錘からの固有情報は、同側の脊髄側索を上行し、下小脳脚を経て小脳へ達するもの（後脊髄小脳路；上肢・体幹）と、一部両側に上行し、上小脳脚を経て小脳に達するもの（前脊髄小脳路；下肢）に分かれる。

その他、脳幹には前庭神経核・網様体・赤核・下オリーブ核が点在しており、これらについては小脳と絡めて解説する（図6）。前庭小脳システムは、前庭系からの求心性入力によって生起し、主として下小脳脚を経て片葉小節葉・小脳虫部へ投射される。小脳へ伝えられた前庭情報は、小脳内で処理された後に、室頂核から前庭神経核および網様体へ出力され、前庭脊髄路・網様体脊髄路となって体幹・下肢の筋活動を調節し、姿勢制御を保障している。その他、前庭情報は大脳および脳幹神経核へ伝えられ、垂直認知や眼球反射にも関与する。したがって、前庭小脳システムが破綻すると著しいバランス障害を呈する。脊髄

小脳システムは、脊髄小脳路からの求心性入力によって生起する。前・後脊髄小脳路は、それぞれ異なる小脳脚から、主として前葉および虫部・中間部に投射される。小脳へ伝えられた固有情報は、小脳内で出力へ変換され、中位核から網様体へいたるものと、対側（上小脳脚交叉）の赤核および視床・大脳へいたるものに分かれる。前者は網様体脊髄路を介して姿勢制御、後者は赤核脊髄路を介して運動制御に関与する。脊髄小脳システムの破綻では、抗重力伸展筋活動の低下に伴う姿勢障害や、肢運動の制御不良を呈する。大脳小脳システムは、大脳からの遠心性入力によって生起する。先述の前頭橋路・頭頂側頭橋路は、橋における横橋線維で交叉後、中小脳脚を経て後葉および半球部に投射される。特に、前

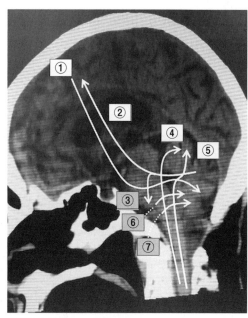

図6　脳幹と小脳の機能連結
①大脳-橋-小脳　②小脳-大脳（赤核）
③小脳-網様体　④前脊髄-小脳路　⑤後脊髄-小脳路
⑥前庭-小脳　⑦下オリーブ核-小脳

頭連合野（ブロードマン第9・10・46野）や運動関連領野（ブロードマン第4・6野）からの情報を伝える前頭橋路は、大脳小脳システムにおいて重要である。文字通り、前頭連合野の情報は、全般的な前頭機能（認知・注意・遂行・感情）の調節系として機能しており（認知ループ）、それらの問題を総じて小脳性認知情動症候群（Cerebellar Cognitive Affective Syndrome：以下CCAS）と呼ぶ。同様に、運動関連領野からの情報は、運動のフィードフォワード制御の調節系として機能

している（運動ループ）。なお、小脳内で処理された情報は、歯状核から対側（上小脳交叉）の赤核へ向かうものと、視床を介して同等の皮質領野へ返還されるものに分かれる。また半球部は、末梢からの情報を含む下オリーブ核からの入力を受けており、これがフィードバックとして作用し、運動学習に関与する。すなわち、半球部は大脳や脊髄からの情報が同時に供給されることで、運動に対するリアルタイムの調整が可能となり、正確かつ円滑な運動の実行を保障している。

3 脳幹および小脳病変例の脳画像と臨床現象

右被殻出血を発症してから約半年が経過した症例（73歳、M）

図7aは、右被殻出血を発症してから約半年が経過した症例の、被殻直上にあたる脳梁体部レベルのCT画像である。約半年が経過しているため、血腫は消退して瘢痕化が進み、放線冠には広範な低吸収域が拡がっている。このことから、皮質脊髄路をはじめとする投射線維は大きく損傷していると考えられる。実際に、Brunnstrom Stage（以下Br-stage）上肢：Ⅱ、下肢：Ⅲの重度片麻痺が後遺していた。そして、注目すべきは中脳レベルの脳画像である（図7b）。右側の大脳脚は、反対側と比較して不明瞭なことがわかる。先述の通り、大脳脚には皮質脊髄路や前頭橋路が走行している。画像上の大脳脚の左右差は、放線冠における投射線維の損傷と萎縮（ウォーラー変性）を意味していると推察される。橋において、皮質脊髄路と前頭橋路は

異なる走行を示す。皮質脊髄路は橋から延髄に向かって同側を下行している。対して、前頭橋路は橋核に投射した後に、横橋線維を介して対側に交叉し、小脳へ向かう。また橋核や横橋線維は、橋の腹側において皮質脊髄路を縫うように点在するため、皮質脊髄路は一見分散した位置関係で下行している。したがって、橋病変に伴う運動麻痺は、画像所見に反して軽度の場合やその逆もあり得るので注意したい。

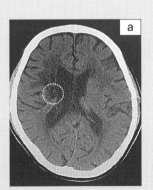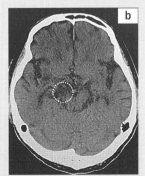

病変は上方の放線冠まで拡がっている　　右大脳脚は萎縮している

図7 発症から半年が経過した右被殻出血例のCT画像（73歳、M）

理学療法士がみた脳幹・小脳の出血および梗塞の脳画像と臨床現象

右橋梗塞から1ヵ月が経過した症例（73歳、F）

図8は、右橋梗塞から1ヵ月が経過した症例のCT画像である。当時のBr-Stageは上肢：Ⅳ、下肢：Ⅴまで回復していた一方、左上下肢には協調性運動障害があり、歩行中の不規則な左ステップが問題となっていた。この協調性運動障害は、前頭橋路・橋核の損傷に伴う大脳小脳システム・運動ループの障害によるものと推察される。なお、本症例のMini-Mental State Examination（以下MMSE）28点、レーブン色彩マトリックス検査32点と認知ループの問題は認めず、身体機能・歩行能力も速やかに回復した。

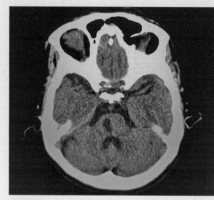

皮質脊髄路と前頭橋路（橋核）の損傷を疑う

図8 右橋梗塞例のCT画像（73歳、F）

橋出血を発症した症例（42歳、F）

図9は、橋出血を発症した症例のMRI画像である。画像上、血腫は橋の中央から背側に向かって進展しており、第四脳室への穿破も認める。血腫が大きいため、橋腹側や小脳脚・小脳虫部への圧排を考える必要はあるが、それらの直接的な損傷はないと考えられる。実際、発症から2ヵ月が経過した時点の評価では、運動麻痺は認めなかったが、右上下肢の協調性運動障害および両側の感覚障害、動的バランス障害が後遺していた。大脳小脳システムにおいて、小脳内で処理された情報は上小脳脚交叉を経て、対側の赤核・大脳へ向かう。画像を踏まえると、両側の上小脳脚交叉の損傷とそれに伴う両側の協調性運動障害を予測できるが、本症例はそれに該当しなかった。なお、両側の感覚障害は橋腹側に位置する内側毛帯の損傷によるものと解される。また、動的バランス障害については、小脳虫部への圧排による前庭小脳システムの障害、上小脳脚の損傷による脊髄小脳システムの障害の2つが考えられる。しかし、頭位変換に伴うバランス障害の増悪や不規則な姿勢動揺が認められたことを考慮すれば、より前者の影響が強かったと推察される。いずれにせよ、直接的な損傷でないため圧排が減退すれば症状は改善すると予測され、発症から4ヵ月時には杖歩行が獲得できた。

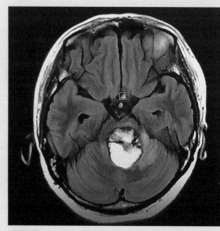

血腫は橋の中央から背側に向かって進展しており第四脳室への穿破を認める

図9 橋出血例のMRI画像（42歳、F）

両側橋梗塞の発症から
2ヵ月が経過した症例（44歳、M）

　図10は、両側橋梗塞の発症から2ヵ月が経過した症例のCT画像である。図9で示した脳画像と比較すると、病変は橋の腹側に位置している。したがって図10では、皮質脊髄路・前頭橋路（橋核）の直接的な損傷を考える必要がある。実際、右側にBr-Stage：Ⅲ、左側にBr-Stage：Ⅳの両側運動麻痺および協調性運動障害を認めた。なお、本症例はMMSE30点、レーブン色彩マトリックス検査33点と認知機能は良好であったが、感情失禁や注意・遂行機能障害をはじめとするCCASが認められ、理学療法プログラムの課題設定には難渋した。開始当初から、人通りの少ない時間帯や場所を便宜し、両側下肢装具を用いた立位・歩行練習を徹底して繰り返

した。下肢装具は、長下肢装具から短下肢装具へ段階的に移行し、姿勢制御の回復と合わせて介助量・歩行補助具を調整した。結果として、発症から4ヵ月時には両杖を用いた歩行が獲得できた。

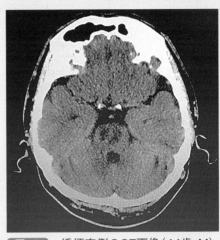

病変は橋の腹側に位置しており皮質脊髄路・前頭橋路（橋核）の直接的な損傷を疑う

図10　橋梗塞例のCT画像（44歳、M）

左小脳梗塞を発症した症例（86歳、M）

　続いて小脳病変である。図11は、左小脳梗塞を発症した症例のMRI画像である。病変は虫部・中間部に限局している。当部位は、前庭小脳システムおよび脊髄小脳システムの構成要素であり、主には姿勢制御をはじめとするバランス障害の存在が疑われる。実際、発症から1ヵ月が経過した時点の評価では、運動失調が主症状であり、歩行中のフラツキが特徴的であった。特に、動的立位の保持が困難であり、体幹・股関節における固定性の欠如が明らかであった。なお、随意運動に伴う協調性運動障害や認知機能の問題はなく、大脳小脳システムの障害は認めなかった。加

えて、病変が虫部・中間部に限局していることから半球部・小脳核に問題はなく、速やかに姿勢制御の再学習がなされ、発症から2ヵ月時には独歩が獲得できた。

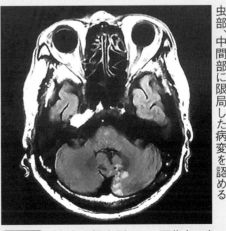

虫部、中間部に限局した病変を認める

図11　左小脳梗塞例のMRI画像（86歳、M）

理学療法士がみた脳幹・小脳の出血および梗塞の脳画像と臨床現象

右視床出血後、左小脳出血を
再発した症例（60歳、M）

　図12は、右視床出血を発症してから約2週目に左小脳出血を再発した症例のCT画像（再発時の撮像）である。小脳出血における血腫は、中間部から半球部・小脳核へ進展しており、その周囲には浮腫が観察される。小脳病変の位置から推察すると、全般的な小脳システムの障害が疑われる。しかしながら、本症例は視床出血を併存している。放線冠へ進展する血腫の存在を考慮すると、重篤な運動麻痺や姿勢障害によって小脳症状は顕在的ではない可能性も考えられる。発症から1ヵ月が経過した時点の評価では、左半身にBr-Stage：Ⅱの運動麻痺および感覚障害があり、

立位以上の姿勢保持は困難であった。姿勢障害には、視床−頭頂葉ネットワークの問題を加味する必要はあるが、少なからず小脳失調も影響していると推察された。さらに、眩暈や嘔気、脱抑制や注意障害等のCCASがあり、初期アプローチは非常に難渋した。結果として、Br-Stage：Ⅲの運動麻痺は後遺したものの、発症から6ヵ月後には屋内杖歩行が獲得できた。しかし、屋外歩行が獲得できなかった要因としては、左下肢荷重時の姿勢不安定性や不規則なフラツキがあり、小脳失調の遷延化が考えられた。また、歩行獲得に6ヵ月を要した背景には、下オリーブ核−小脳ネットワークの破綻と、それに伴うに運動学習の遅延が影響したと推察される。

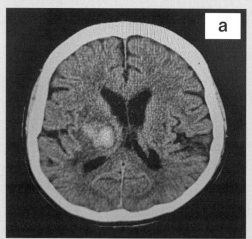

視床からの血腫は上方、側方へ拡がっている

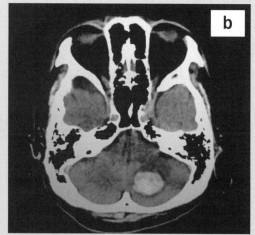

小脳の血腫は中間部、半球部、小脳核へ拡がっている

図12　右視床出血後、左小脳出血を再発した症例のCT画像（60歳、M）

4 理学療法士が脳画像を活用するための心得

脳画像は、どのような視点を持ってみるかにより、得られる情報の意味は異なる。病変が広範囲であれば臨床現象は重篤となり、回復も難しいように感じられる。しかし、脳画像を活用することとは、さらなる深い解釈を意図する。まず、臨床現象がどのネットワークの問題によって発生しているかを考える。次いで、残存するネットワークを確認する。アプローチが還元的であるべきか、あるいは代償的であるべきは難解なテーマであるが、いずれにせよアプローチの決定に脳画像からの情報は有益である。

本稿の主題は脳幹および小脳病変である。先述の通り、脳幹には上行・下行を含めて多様な投射線維が走行し、幾つかの神経核が点在している。また、脳幹（脊髄）－小脳ネットワークは左右間での交叉を繰り返すため、病変の位置によっては症状が両側に出現することも念頭に置く。小脳には、主に3つの小脳システムがあり、それぞれが運動および姿勢制御に関与している。小脳失調に伴う姿勢障害に対しては、フィードフォワード制御やフィードバック制御を加味して課題設定することも推奨される。特に、大脳小脳システムの障害では、姿勢の構えや肢運動の正確性を徹底する。また、脊髄小脳システムの障害では、両側に上行する前脊髄小脳路の存在を肯定的に捉え、抗重力位での積極的な運動課題が望ましいと考える。大脳小脳システムにおける認知ループや運動学習の問題に対しては、課題の難易度設定や課題導入の手続き、

あるいは患者との関係性構築に柔軟な対応力と粘り強い継続力をもって関わる必要がある。

脳幹および小脳のネットワークは、複雑怪奇であるゆえ臨床現象も様々であり、画像では説明が困難な事象も少なくない。したがって、脳画像に熟達し、幅広い見解を持ち合わせるためには、数多くの症例の脳画像を繰り返しみる必要がある。さらには、脳画像から臨床上の問題点や限界点を求めるだけではなく、肯定的な視点をもって画像情報を収集し、あらゆるアプローチを創造することが、脳画像を活用する第一歩になることを強調したい。

参考文献
○坂井 建雄, 河田 光博「プロメテウス 解剖学アトラス 頭部／神経解剖」, 2009, 医学書院, pp226-245.
○半田 肇「神経局在診断 改訂第4版」, 1999, 文光堂, pp91-224.
○ M.J.T. FitzGerald, Jean Folan-Curran「カラー臨床神経解剖学 機能的アプローチ」, 2006, 西村書店, pp113-153.
○原 寛美, 吉尾雅春「脳卒中理学療法の理論と技術 改訂第2版」, 2016, メジカルビュー社, pp25-50.
○蓮尾 金博「頭部画像解剖 徹頭徹尾 疾患を見極め的確に診断する」, 2013, メジカルビュー社, pp56-77.

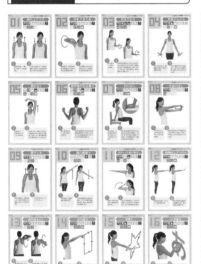
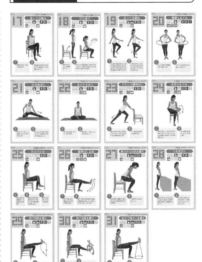
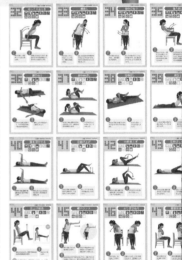

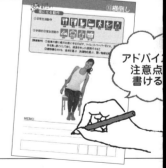

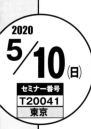

2020
5/10(日)

セミナー番号
T20041
東京

学習理論を基盤とした積極的上肢訓練
-課題指向型訓練とTransfer package-

新しい視点から片麻痺へアプローチ！！
学習理論から導く新たな運動療法の可能性

竹林　崇 先生
大阪府立大学 地域保健学域 総合リハビリテーション学類 作業療法学専攻 准教授・作業療法士

普段の臨床に活かせる学習を基盤とした治療コンセプトを学んでいただき、皆様の普段の
臨床の質の向上に少しでも寄与できることを目標としています。

前半
1. CI療法の概論
2. CI療法における麻痺手への量的練習の意義
3. 課題指向型アプローチの概論
4. 課題指向型アプローチにおける課題設定と難易度調整

後半
5. 課題指向型アプローチにおけるインタラクションの意義
6. 課題の運営方法が運動学習に与える影響
7. Transfer packageの効果と概要
8. Transfer packageの実際

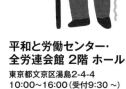

**平和と労働センター・
全労連会館 2階 ホール**
東京都文京区湯島2-4-4
10:00〜16:00（受付9:30〜）

2020
5/24(日)

セミナー番号
T20052
東京

脳画像を理解するための
脳の機能解剖と脳画像の基礎知識
〜脳画像を理解するために習得すべきこと〜

これがないと始まらない！
とにかく、画像を診る前にしっかりと機能解剖の復習を！！

阿部　浩明 先生
一般財団法人広南会 広南病院 リハビリテーション科総括主任・理学療法士

脳画像を活用したいけれどもどのようにみたらいいのかわからないというビギナーの方を
対象として、皮質を中心とした脳解剖学的基礎知識と、臨床で使用される各種脳画像の基
礎知識を説明します。

前半
1. 脳画像を活用する意義
2. 大脳の基本的構造
3. 視床の構造と連絡
4. 脳幹の構造

後編
5. 小脳の構造と機能
6. 運動と感覚の主たる経路
7. 脳画像の基礎知識
8. 脳画像でみる脳解剖

「脳画像のリハビリテーションへの活用〜画像から考える臨床症状とアプローチ〜」
の前編的な内容となります。

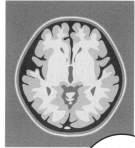

持ち物
三色以上の
カラーペン、
または 色鉛筆

東京
マイナビルーム
東京都新宿区新宿4-1-6
JR新宿ミライナタワー25F
10:30〜16:30（受付10:00〜）

※プログラムは追加・変更になる場合がございます。

受講料　各 12,800 円（税込）

※当日会場にてお支払い下さい。
※開催日を含め7日前の朝8：00以降からのキャンセルについては、
　キャンセル料（受講料全額）が発生いたします。

申込み方法…FAX または 当社HP（http://www.gene-llc.jp）より

geneHP QRコード

gene　[検索]

必要事項をすべてご記入の上、050-3852-1905 までお送りください。
り受講登録完了のご案内をお送り致しますので、E-mail または FAX 番号は必ずご記入をお願い致します。
後、弊社からの受講登録完了のご案内をもちましてお申込み完了となります。登録完了の連絡がない場合は、一度お問合せ頂きますようお願い致します。
事情により会場や開催日の変更、または、開催中止となることがありますので、あらかじめご了承ください。

番号	氏名	ご勤務先名称		職種
	フリガナ			
		電話番号	FAX番号	

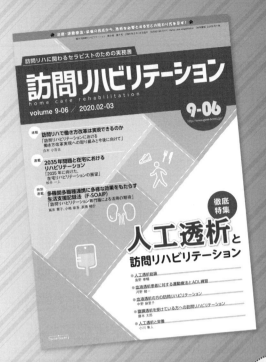

発症後1年2ヵ月経過後から
在宅生活で能力向上を認めた症例

大阪行岡医療大学 理学療法士

松田 淳子

1. はじめに

発症から1年以上経過した後、在宅復帰後に能力改善を認めた症例を担当した。

まだ回復期リハビリテーション病棟の制度が始まる以前に、訪問リハビリテーションで担当していた症例である。入院期間等、現在からみると違和感を感じられる部分もあろうかと思うが、症例から学ぶことが多い経験であったため、ここに報告する。

2. 症例紹介

◆患者情報　70代後半 男性／心原性脳塞栓症、多発性脳梗塞

A氏、右利きの70歳代後半の男性で、診断名は心原性脳塞栓症および多発性脳梗塞であった。発病前は、会社経営を数年前に引退し、妻と自宅で生活されていた。

3. 発症から自宅退院までの経過

発症後、居住地域の急性期病院で治療後、近隣の公的病院リハビリテーションセンターへ転院。急性期病院入院時から理学療法（以下PT）、作業療法（以下OT）、言語聴覚療法（以下ST）が行われていたが、リハビリテーションセンターで、今後も寝たきり、全介助の状態が続くことを宣告された家族が、さらなる可能性を探り、発症後5ヵ月経過時、当時筆者が勤務していた民間病院に入院されてきた。

　発症後５ヵ月経過時点の入院時の麻痺側運動機能は、Brunnstrom Recovery Stage（以下BRS）で上肢Ⅰ、手指Ⅰ、下肢Ⅱ、重度の感覚障害、同じく重度の左半側空間無視を呈していた。右向き傾向が強く、左半身への関心は低い状態であった。Mini Mental State Examination（以下MMSE）は17点で、その場その場のコミュニケーションは成立するものの内容の正確性にはばらつきがあり、認知機能低下が認められた。運動維持困難、全般性の注意障害も認められ、基本動作はすべて全介助であり、寝返り、座位保持も自身で行うことはできなかった。また、座位、立位ともに姿勢定位の症状が認められ、嚥下障害も認められた。

　当院でもPT、OT、STがその日のご本人の体調にも合わせてではあるが、毎日それぞれ２単位から３単位の介入を行った。PT場面では、集中できない、立位練習時などにも突然脱力してしまうなど、合目的的な動作を促すことが難しく、やや脱抑制的な行動も見られ、練習は難渋した。

　担当者は練習を比較的PT室が静かになる時間帯に設定し、集中しやすい環境を作ることや、立位練習時に症例がふざけて転倒することがないよう、複数名のセラピストで介入を行うなど、活動性を維持、改善できる工夫を試みていたが、なかなか功を奏しなかった。妻は熱心で常に練習場面には立ち合い、症例を励まし、時には介入の補助を行ったりしていたが、症例の状況が変わることはなかった。

　入院から半年あまりが経過する頃、症例が誤嚥性肺炎を発症した。この頃から積極的にリハビリテーション介入が行えなくなったこと、ベッド上安静が続いたこともあり廃用症候群が進行、経口摂取も難しくなり、主治医からは生命予後が家族に話されるまでになった。妻は「このまま良くならないのならば、最期は自宅で過ごさせてあげたい」と自宅退院を希望され、発症から１年２ヵ月経過したところで、自宅に戻ることとなった。退院１ヵ月前に撮影した画像を図１に示す。

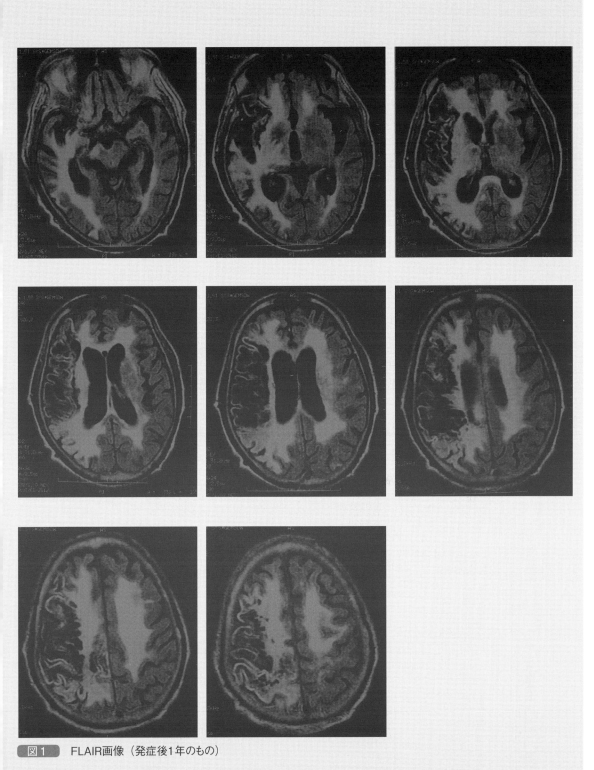

図1 FLAIR画像（発症後1年のもの）

4. 退院準備と退院後の変化

　自宅退院を決めた時点での症例は、独力での座位保持不可で日常生活は全介助、嚥下障害と廃用による食欲低下のために経口摂取も困難な状態であった。この時点での身体機能およびFIM運動項目の点数を表1に示す。加えて介護者は妻一人という状況であり、最大限の介護サービスを導入したとしても在宅生活は厳しい状況であることが予測された。

　自宅退院に際しての妻の希望は、「夫とはできるだけ、病前と同じように一緒に食事をし、居間で団らんする生活を送りたい」というものであった。通所系サービスは当時の症例の体力面を考慮して当面は見送ることとし、入浴サービス、訪問介護を最大限に導入するとともに、妻の希望に従い、自宅内を車いすが行き来できるように環境調整が行われた。ベッド、車いす、ポータブルトイレ等の福祉用具の導入が行われた。医学的な管理も必要との判断で、訪問看護と訪問リハビリテーション（以下、訪問リハ）が計画され、当時、訪問リハスタッフであった筆者が担当することとなった。直接担当はしていなかったものの、症例の入院中、担当者と一緒にプログラムの検討を行うことや補助に入ることも多かったこともあり、予後を楽観的に考えることができず、短期の介入に終わることを予想しての開始となった。

　しかし、いざ訪問リハを開始すると、次々に驚くことが起こった。

表1　FIM運動項目の点数

日付・評価項目			発症後1年3ヵ月 訪問リハ開始	発症後1年9ヵ月 訪問リハ開始後6ヵ月※
FIM運動項目	セルフケア	食事	2	5
		整容	1	4
		清拭	1	1
		更衣・上半身	1	2
		更衣・下半身	1	1
		トイレ動作	1	1
	排泄コントロール	排尿管理	2	2
		排便管理	4	4
	移乗	ベッド・椅子・車いす	2	3
		トイレ	1	3
		浴槽・シャワー	1	1
	移動	歩行	1	1
		車いす	1	2
		主な移動手段	車いす	車いす
		階段	1	1
合　計			19	30
BRS 感覚機能 半側空間無視 MMSE			上肢・手指Ⅰ下肢 Ⅱ 重度鈍麻 重度 17	上肢Ⅱ手指Ⅰ下肢 Ⅳ 重度鈍麻 重度 22

1）訪問リハ開始（発症後1年3ヵ月）〜3ヵ月（発症後1年6ヵ月）経過時

　訪問リハ開始時より、妻は「排尿はともかく、排便はおむつではなく、トイレに座ってさせてあげたい」と希望されていた。排尿に関してはほとんど失禁状態であったが、便意はあいまいながらもあったことから、臥位での排便はかわいそうだと常々おっしゃっていた。当初、ベッド柵を手すり代わりに利用する方法は、立位姿勢の保持が困難で、練習を継続するもトイレ後の臀部の清拭や下衣の上げ下げなどは介助者一人では対応できるようにはならなかった。壁面に縦手すりも取り付けられていたが、当時はうまく壁にもたれることができず、試行錯誤を続けていた。そんな中、ある日訪問に伺うと、病院トイレに設置されているスイングアウト式の壁付け手すりが、リビングダイニングと和室の間の鴨居につり革のように取り付けられていた（写真1）。驚く筆者に、「この間、あなたが帰った後、夫にどうしたらいいだろうと聞いたら、『つり革みたいにぶら下がれたらできるんじゃないか』って言われて、福祉用具業者の人に相談してみた」とおっしゃる。早速試してみると、手すりに肘をひっかけるようにして立位保持が軽介助で実現した。広い空間の真ん中という「トイレ」設置には普通考えない場所であったが、スペースが広い分、自在に車いすも置くことができ、手すりを軸に身体の回転も容易で、妻の一人介助で下衣の上げ下げと、ポータブルトイレ移乗とが可能になった。

　広い場所での排泄行為は、本人の「落ち着かない」という発言で長くは続かなかったが、妻と二人の時間の立位練習にしばらくの間、活かされるようになった。また、妻から「あ

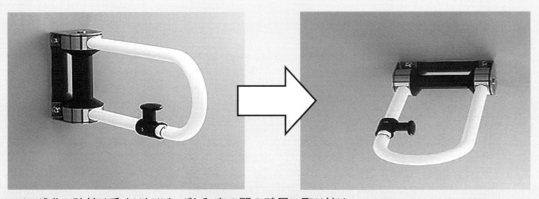

スイング式の壁付け手すりをリビングと和室の間の鴨居に取り付け、
つり革のように利用して、立位補助手すりとして利用していた。
スイングの角度の調節で高さを調整できる。

写真1　スイング式の壁付け手すり
参考写真：INAXトイレアクセサリーカタログより

なたが提案したのだから」と言われた本人が「わかった」と言い、こちらの誘導に合わせた行動と立位姿勢の持続が実現したことにも驚かされた。この件をきっかけに、介助量は多いものの能動的な行動と合目的的な活動が増えていった（**写真2**）。また、介入の中で非麻痺側からの働きかけが意思疎通の面からも身体運動を誘導する際にも症例に伝わりやすいことがわかった。

　もう一つ、退院後、妻が始めたのは栄養管理をしながらも夫の好物を食べさせることであった。退院直後、「もう長くないのならば、せめて好きなものを」とステーキを食べさせたところ、何の問題もなく食べられたことから、献立の相談から本人と行い、食への意欲と注意も高めていった。訪問リハ開始2ヵ月経過する頃には、とろみ剤なしで好きなコーヒーが飲めるまでになった。

　この期間の明らかな症例の変化から、改めて訪問リハの目標を「在宅生活の継続支援と家族の介助量軽減」とし、症例に対しては、

① 症例の生活の興味、欲求を探り、積極的に活用する
② プログラムの実施に際しては必ず症例の承認を確認する

　とし、意欲と発動性の賦活を図り、それを身体運動につなげていくよう工夫することにした。家族（妻）に対しては、

① 妻の提案に対する賛同と助言
② 障害・疾患についての情報提供
③ 環境調整に対する助言

　とした。

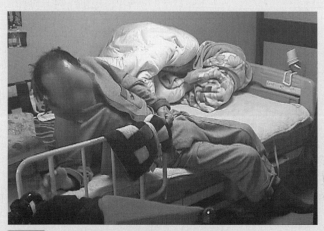
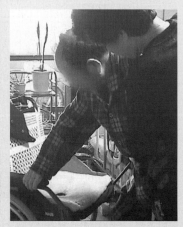

写真2　合目的的動作が部分的に可能になる

2）訪問リハ開始4ヵ月（発症後1年7ヵ月）〜 6ヵ月経過時（発症後1年9ヵ月）

　車いすの自走が一部可能になり（写真3）、会話の中で「もう一度、歩いて妻を喜ばせたい」「妻を助けたい」と自ら意欲を述べるようになった。また、この頃、随意運動は難しいと評価していた麻痺側足関節の背屈運動が能動的に可能であることもわかった。歩行練習にも取り組まれるようになった。日差変動はあるもののベッド端座位保持が可能になり、立位時に突然脱力するなどの行動も見られなくなった（写真4）。

　一方、動作遂行のための手順の誘導や見守りは外すことはできず、動作成功の日差変動が大きい状態

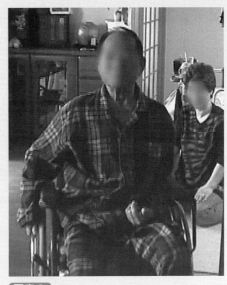

写真3　車いすの運転が一部可能になる

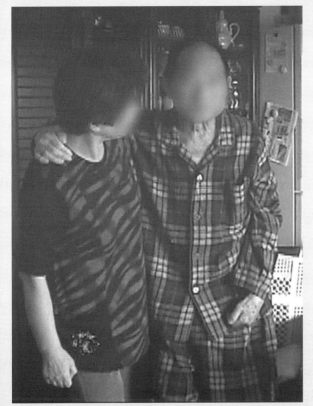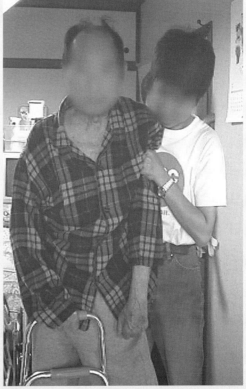

写真4　立位時の脱力はなくなり、自らの意志で歩行への取り組みも行う

発症後1年2ヵ月経過後から在宅生活で能力向上を認めた症例

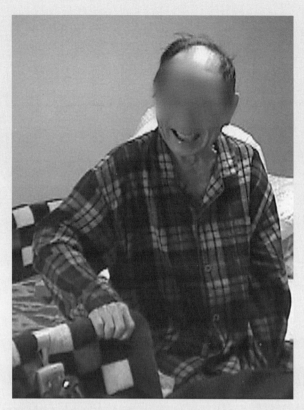

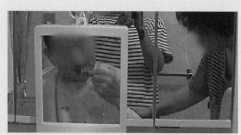

準備は必要だが、シェービングクリームを左顔面にも塗って髭剃りも行えるようになる

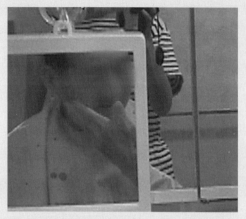

写真5 見守り下で座位保持が可能になる　　　自身の顔面の左側のケアもできるようになった

は続いた。また、半側空間無視の症状も続いていたが、毎日行う洗顔動作や髭剃り動作では自身の顔面の左側のケアもできるようになった（写真5）。

※この時点での身体機能およびFIM運動を表1に示す。

3）訪問リハ開始7ヵ月（発症後1年10ヵ月）以降

　訪問リハ開始8ヵ月目に左後大脳動脈流域の脳梗塞を発症され、遠近感の障害が起こり、一時食事動作や整容動作に影響が見られた。家人の強い希望により在宅での治療が選択され、種々の訪問系サービスも継続され、2ヵ月程度で再び整容動作も実施が可能となった。その後、運動機能、認知機能に変化は認められなかったが、訪問リハ開始から1年半経過（発症後2年9ヵ月）時、自宅トイレを改造し、妻の念願であったトイレでの排泄が妻一人の介助で可能となり、同時期、通所リハサービスの導入に合わせて、訪問リハサービスを終了した。その後も症例の在宅生活は数年続いた。

5. 考察

　今回報告した症例は、右中大脳動脈流域に加え、右前大脳動脈皮質枝の一部にも梗塞巣をもち、重度の左片麻痺と左半側空間無視を呈した。加えて、多発性脳梗塞の診断があるように反対側にも複数のラクナ梗塞が見られること、右レンズ核線条体動脈流域は梗塞が免れているように見えるにも関わらず、その部分は両側性に広範な白質脳症と脳萎縮を認めており、病巣部位の問題だけではなく、脳機能全般の機能不全が考えられた[1]。

　そのような中で日常と切り離された環境や課題を処理することは、症例にとっては「立つ」「起きる」という極めて基本的な課題であったとしても、「意味」を見出すことが困難であった可能性はある。ただし、経過の途中で麻痺側下肢の運動機能の改善が認められるが、改めて画像を確認すると、本来可能であった運動機能を引き出せていなかった可能性を感じる。障害全体の重度さから、その可能性に気づけていなかったのは反省点である。

　今回、症例の能力を引き出せたのは、自宅という「環境」と、生活を行うという「意味のある課題」であった。環境の効果として、

① 具体的な行動目標が設定しやすい

② 効果を実感しやすい

③ 症例の意思・ペースに合わせた活動が可能

④ 役割意識を持つことが可能

などが考えられる。

　経過の途中で出てきた「妻を助けたい」という発言などは、行動時の動機づけとして、しばしば活かされた。また、教科書的な「麻痺側からの介入」にこだわらず、症例に伝わる方法で介入を行ったことも、有用だったと考える。理解が簡単な方法から始め、徐々に介入の場所や部位の多様性を求めていく。

　本症例の場合は限界もあったが、対象者が受け入れられることを見つけて取り入れていくことの大切さも、本症例の経験から学ぶことができた。

発症後1年2ヵ月経過後から在宅生活で能力向上を認めた症例

6. おわりに

　本症例の経験を通して、患者の可能性を簡単に結論づけてしまわないこと、動作自立が理学療法のすべてではないことを学んだ。私たちが介入できる時間的制約が厳しくなっている現在、間違った判断をしないためにも、その人が持つ可能性を理学療法士が潰さないように、これからも学んでいきたいと思う。

7. 謝辞

　さまざまな可能性と多くのアイデアをくださった本症例ご夫妻と、介入当時、いつも的確で前向きな助言をくださり、今回、まとめる機会をくださった千里リハビリテーション病院副院長、吉尾雅春先生に深謝いたします。

引用・参考文献

1）吉尾雅春：脳画像をみる理学療法士に必要な脳の知識. PT ジャーナル 53. 113-117, 2019

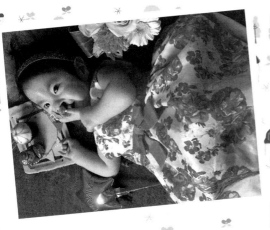
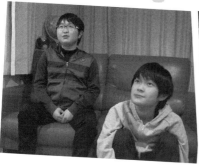
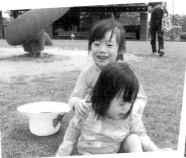
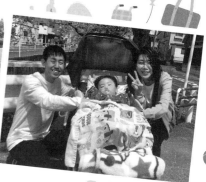

なみだがね、
おくつにいっこ、
ついたの。

自閉スペクトラム症のある長女のののちゃんと、ダウン症のある次女のみーちゃん。
「なみだがひとつ」は、その姉妹のお母さんが子どもの入院生活を通じて、
我が子の可能性と感受性を感じて綴った、ピア・サポートを目的としたメッセージとして、
「小児リハビリテーション vol.03（2019年2月号）」に発表されました。
姉妹、お母さんのメッセージを多くの方々に届けたいという思いで、
今回この「なみだがひとつ」が1つの冊子になりました。

── 同じ子育てに悩むお父さん、お母さんに届くことを願って。

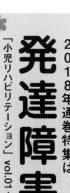

発達障害

「小児リハビリテーション」vol.01〜03

2018年通巻特集は

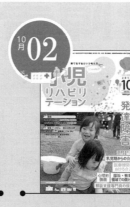
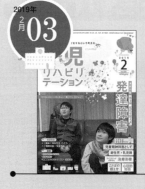

2018年 6月 01
小児リハビリテーション 6 発達障害

2018年 10月 02
小児リハビリテーション 10 発達障害

2019年 2月 03
小児リハビリテーション 2 発達障害

障害像を理解する	介入方法	変化を捉える
｜特集｜ ①発達障害の主軸となる障害の理解 ②運動発達の遅れについて ③日常生活における各種活動の学習の遅れ・困難さとその因子について ④社会的行動の学習の遅れ・困難さとその因子について	**｜特集｜** ①乳児期からのかかわり〜理学療法士として〜 ②医療機関における言語聴覚士のかかわり ③発達障害への介入 　─福祉・教育領域における作業療法士の関わり ④福祉・教育領域での言語聴覚士のかかわり ⑤発達障害児の心理的側面へのかかわりについて ⑥相談支援専門員の役割	**｜特集｜** ①発達障害のある児の発達・成長の捉え方 　〜児童精神科医として〜 ②理学療法士が捉える子どもの変化 ③作業療法士が捉える子どもの変化 ④言語聴覚士が捉える子どもの変化 ⑤心理士が捉える子どもの変化

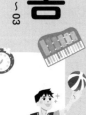
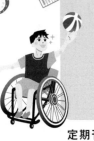

定期刊行誌「小児リハビリテーション」の
詳細は gene 出版までお問合せください。（http://www.gene-books.jp/）

株式会社 gene ジーン　〒461-0004　愛知県名古屋市東区葵1丁目26-12　IKKO新栄ビル 6階
TEL:052-325-6611（出版）　FAX:050-3852-1905　e-mail:publisher@gene-llc.jp

脳卒中を知る

[第3回] 脳卒中の病態生理と治療（脳梗塞）

| 監修 | 兵庫医科大学　脳神経外科学講座　主任教授　吉村 紳一

医療法人 尚和会 宝塚第一病院 医師

別府 幹也

脳梗塞後リハビリテーション（以下、リハ）の目的は、廃用予防、神経機能回復による日常生活動作、その関連動作能力の改善である。最終的には、社会的不利を軽減し、社会参加、社会貢献を目指しており、理学療法士（physical therapist: PT）、作業療法士（occupational therapist: OT）、言語聴覚士（speech-language-hearing therapist: ST）の皆様は、その最前線でリハを実践されているに違いない。最良のリハを実施するためには、各々の専門職が目標に向かって、チームとして取り組むことが大切である。そのためには、疾患についての"共通認識"が必要となる。本稿では、脳梗塞の病態、治療に関して、わかりやすく作成した。本稿がセラピストの皆様の"共通認識"の理解の一助になれば幸いである。

病態

脳卒中は、①脳出血、②くも膜下出血、③脳梗塞の3つに分類される（図1）。①、②は脳血管の破綻（破れる）が原因であるのに対し、③は脳血管の閉塞（つまる）が原因である。脳梗塞には多数の病型分類があるが、NINDSが提唱した、メカニズム、臨床的カテゴリーでの分類（図2）、SSS-TOAST分類（図3）を参考にしてもらうと、理解しやすい。

脳血管の破綻

脳出血

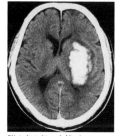

脳の中の細い血管が破れて出血

くも膜下出血

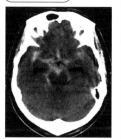

脳の太い血管にできた脳動脈瘤が破れて出血

脳血管の閉塞

脳梗塞

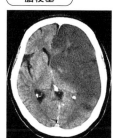

脳の血管が詰まって栄養を失い神経細胞が死んで機能を失う

図1 脳卒中とは

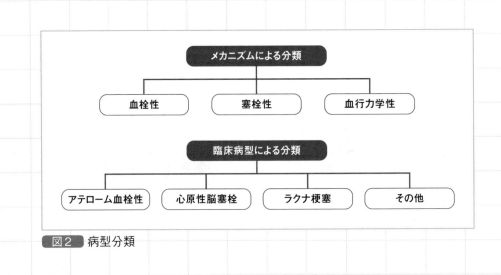

図2 病型分類

	アテローム血栓性脳梗塞	心原性脳塞栓	ラクナ梗塞	ESUS
頻度	23%	22%	26%	29%
診断基準（TOAST（SSS））	✓ **狭窄 >50%** ✓ **梗塞巣 >1.5～2.0cm** ✓ 高リスク塞栓源 心疾患（-）	✓ 狭窄 <50% ✓ 梗塞巣 > 1.5～2.0cm ✓ **高リスク塞栓源心疾患（+）**	✓ **狭窄 <50%** ✓ **梗塞巣 <1.5～2.0cm** ✓ **高リスク塞栓源 心疾患（-）**	✓ 狭窄 <50% ✓ 梗塞巣 >1.5～2.0cm ✓ 塞栓源心疾患（-） ✓ 特定の原因（-）
部位	✓ 大脳皮質、小脳、 脳幹、皮質下	✓ 大脳皮質、小脳、 脳幹、皮質下	✓ 皮質下、脳幹	✓ 大脳皮質、小脳、 脳幹、皮質下
危険因子	高血圧、糖尿病、脂質異 常症、喫煙、大量飲酒	高リスク塞栓源心疾患 （Af、感染性心内膜炎、等）	高血圧、糖尿病、 脂質異常症	
病態	✓ アテローム硬化により 狭小化した血管に血栓 が形成され、閉塞 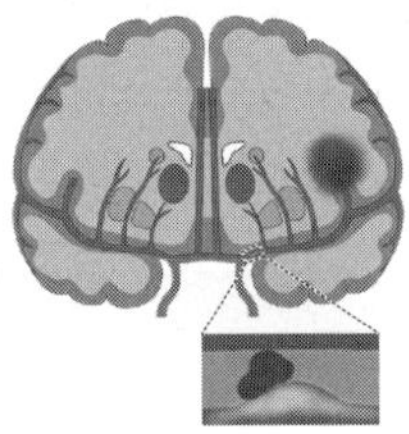	✓ 心臓内血栓の一部が遊離 し、塞栓子として、閉塞	✓ 穿通動脈の細動脈硬化 により閉塞 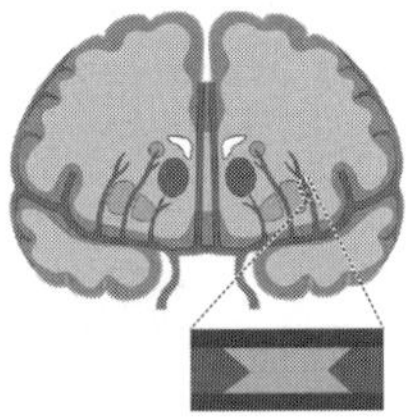	✓ 低リスク心疾患 ✓ 潜在性 Af ✓ 悪性腫瘍関連 ✓ 動脈原性塞栓 ✓ 奇異性脳塞栓
治療 超急性期	✓rt-PA ✓EVT	✓rt-PA ✓EVT	✓rt-PA	✓rt-PA ✓EVT
治療 急性期	✓ 抗血小板薬 ✓ リスク管理	✓ 抗凝固薬	✓ 抗血小板薬 ✓ リスク管理	✓ 抗血小板薬 ✓ 一部抗凝固薬

図3 病態分類、治療 　　　rt-PA: アルテプラーゼ（血栓溶解療法）　EVT: Endovascular treatment（血管内治療）

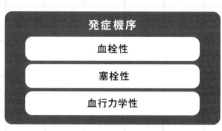

発症機序

- 血栓性
- 塞栓性
- 血行力学性

	血栓性	塞栓性	血行力学性
病態	アテローム硬化により狭小化した血管が閉塞	頚動脈などのアテローム硬化部に血栓ができ、塞栓	アテローム硬化に加えて、血圧低下が加わり、虚血になる
特徴	緩徐発症、階段状に悪化	急性発症、心原性と類似	血圧に依存して症状出現する分水嶺梗塞

図4 アテローム血栓性脳梗塞

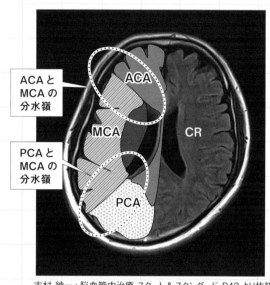

吉村 紳一：脳血管内治療 スタート＆スタンダード，P43 より抜粋

アテローム血栓性脳梗塞（図4）

　アテローム血栓性脳梗塞とは、頭蓋内外の主幹動脈のアテローム硬化を原因とする脳梗塞であるが、図3に診断基準を記載しているので、参考にしていただきたい。発生機序とその特徴を図表にまとめたが、実際の脳梗塞は、単一の機序で起こるのではなく、複合して関連することも多い。

心原性脳塞栓症（図5）

　心原性脳塞栓とは、心房細動などの心疾患が原因となって、心臓内に血栓が形成され、その一部が血流に乗り、塞栓子として、脳血管を閉塞する。そのため、高リスク塞栓源心疾患を有する場合は、心原性脳塞栓を疑わなければいけない。一方で、中、低リスク塞栓源心疾患に関しては、他の原因検索も同時に行うべきである。

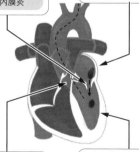

図5 塞栓源心疾患

ラクナ梗塞

ラクナ梗塞とは、穿通枝（細い血管）領域に生じる長径15-20mm未満の小さな梗塞であり、レンズ核、特に被殻や視床、橋といった１本の穿通枝のみが灌流する部位に梗塞を来す。一方で、大脳皮質、小脳にはラクナ梗塞を発症しないとされる。部位が限定されているため、症状も特徴的な症候群（ラクナ症候群）をきたす（表１）。原因は細い血管の動脈硬化（リポヒアリノーシス）と言われ、高血圧が関与していると考えられている。一方、穿通枝領域の脳梗塞の中に、ラクナ梗塞とは異なり、branch atheromatous disease（BAD）と呼ばれる病態がある。穿通枝近位部に微少アテロームが形成され閉塞をきたす。特徴としては種々の内科的治療に抵抗性で、急性期に症状が悪化する。好発部位は、橋の傍正中橋動脈（pontine paramedian artery: PPA）領域や、外側線条体動脈（lenticulo-striate artery: LSA）領域である。画像では、ＰＰＡ領域梗塞では橋の腹側から背側にまで達するような梗塞、LSA領域梗塞では、水平断で３スライス以上に及ぶ梗塞と示されている[1]（図６）。

塞栓源不明の脳塞栓症（ESUS）

これまで、原因疾患の明らかでない脳梗塞を潜因性脳梗塞（cryptogenic ischemic stroke）と呼んできた。潜因性脳梗塞の大部分を塞栓性脳梗塞が占めていると言われており、近年そのグループを塞栓源不明脳塞栓症（embolic stroke of undetermined source: ESUS）と呼ぶことが提唱された。ここでは、ESUSについて概説する。診断基準は図３を参照していただきたいが、イメージとしては一般的なスクリーニング検査で塞栓源がわか

1. LSA 領域の BAD

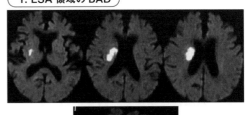

2. PPA 領域の BAD

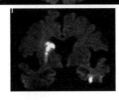

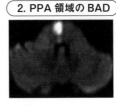

Characteristics of intracranial branch atheromatous disease and its association with progressive motor deficits: 2011 より抜粋

図6 branch atheromatous disease（BAD）の画像

	症状	障害部位
①純粋運動性片麻痺	顔面含む麻痺、舌の対側への偏倚、構音障害	内包後脚、橋底部、放線冠
②純粋感覚性脳卒中	顔面含む感覚障害、手口感覚症候群	視床後腹側核
③運動失調性不全麻痺	顔面含む麻痺、運動失調（測定障害）	橋腹側、内包、放線冠
④構音障害・手不器用症候群	構音障害、上肢巧緻運動障害	橋腹側、内包膝部
⑤感覚、運動性脳卒中（①＋②）	顔面含む麻痺、顔面含む感覚障害	内包後脚、放線冠

表1 ラクナ症候群

らない患者である。ESUSの塞栓源として想定されるのは、様々なものが挙げられるが、本稿では、5つにしぼって説明する。

①塞栓源として確立していない心疾患

図5での高リスク、中等度リスク心疾患に該当しない心疾患（低リスク心疾患）である。具体的には、僧帽弁逸脱症、弁輪石灰化、心房中壁瘤、もやもやエコーなどが当てはまる。

②潜在性心房細動

ホルター心電図などの精査で心房細動が検出されない場合も、実際には心房細動に由来する心原性脳塞栓症である症例は多いと言われている。近年、簡易型心電図モニターを30日間装着することで、塞栓源不明の脳梗塞の16.1%に心房細動を検出できたとする報告がある。今後植え込み型心電図記録計の適応拡大が予想される。

③悪性腫瘍関連

悪性腫瘍関連の脳梗塞としては、Trousseau症候群や、非細菌性血栓性心内膜炎などが有名である。脳梗塞が見つかって、初めて悪性腫瘍の同定、診断にいたることもあるが、確定診断が困難となる場合も多い。

④動脈原性

梗塞巣を灌流する主幹動脈の50%以下の狭窄や、大動脈の動脈硬化性病変などである。具体的に、大動脈弓部は動脈硬化の好発部位であり、4mm以上のプラーク、潰瘍形成、可動性プラークを有する場合は塞栓源になることが報告されている。診断には経食道心エコー、大動脈Computed Tomography

Angiography（CTA）が有用である。

⑤奇異性

卵円孔開存あるいは、肺動静脈瘻による右左シャントが存在し、下肢静脈血栓が頭蓋内に飛んでいく病態である。卵円孔開存は正常人でも2-3割に見られる比較的頻度の高い疾患である。右左シャントの存在に加え、深部静脈血栓症や肺塞栓症の合併を検出して初めて奇異性脳塞栓と診断できる。

ESUSの二次予防における抗血栓療法については、定まった見解はない。最近、リバーロキサバンとアスピリンの有効性、安全性を比較する、国際共同研究（NAVI GATE ESUS試験）とダビガトランとアスピリンを比較するRE-SPECT ESUS試験の結果が報告された[2, 3]。両者とも、頭蓋内出血のリスクが軽減される直接作用型経口抗凝固薬（DOAC）の有効性と安全性を期待した試験であったが、ESUSの再発予防において、アスピリンに対する優越性を証明することはできなかった。理由は、ESUSの診断基準が、塞栓性脳梗塞以外の原因も含まれていることが考えられる。いずれにせよ、現状の知見では、ESUSに対する治療としては、抗血小板薬が第一選択となる。

 治療

1. 血管内治療（Endovascular treatment : EVT）

2014年から2015年にかけて、5つのランダム化比較試験の結果が報告された。急性期脳梗塞に対する治療方針が大幅に変更され、本

治療の位置づけが大きく前進した。これらの試験では、病型によらず、発症6時間以内の前方循環主幹動脈閉塞による脳梗塞に対しての血栓回収療法の有効性が証明された。さらに、2018年には、最終健常確認時刻から6-24時間以内の症例を対象としたDAWN試験[4]、発症6-16時間以内の症例を対象としたDEFUSE 3研究[5]により、発症6時間以降の脳梗塞も、適切に症例を選択すれば、血管内治療の有効性を示すことができた。これらの結果をもとに、日本では、以下のように治療適応が決められた（図7）。要約すれば、①発症から時間経過していない症例（6時間以内）、②発症から時間経過していても（6-24時間）、症例を選択すれば、血管内治療は非常に有効な治療法になるということである。

血管内治療法は大きく2つに分けられる。病変部位、血栓の性状、閉塞周囲の血管構築など総合的に判断し、治療法を選択する。

①吸引型デバイス（図8）

掃除機のように血栓を吸引するシステム。血栓の直近までカテーテルを誘導し、ポンプ等を用いて血栓を吸引する。本邦で認可されているものは3種類ある。

②ステント型デバイス（図9）

閉塞部位にステントを一時的に展開して、捕捉した血栓をステントと一緒に回収する。

本邦で認可されているステントは5種類ある。

今後の展望

①広範囲脳梗塞に対しても適切な症例を選択することで血管内治療の有効性は？
②軽症、末梢血管（中大脳動脈 M2部閉塞）、後方循環（脳底動脈閉塞）に対しての血管内治療の有効性は？

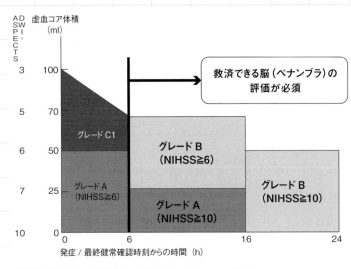

グレードA　行うよう強く勧められる	
発症6時間以内	発症6-16時間
・ASPECTS6点以上	・ASPECTS7点以上
・NIHSS6点以上	・NIHSS10点以上

グレードB　行うよう勧められる	
発症6-16時間	発症16-24時間
・ASPECTS5-7点	・ASPECTS6点以上
・虚血コア体積と神経症状、灌流画像での灌流遅延領域にミスマッチあり	・虚血コア体積と神経症状、灌流画像での灌流遅延領域にミスマッチあり

グレードC1
行うことを考慮しても良いが、十分な科学的根拠がない
発症6時間以内
・ASPECTS3-6点　・NIHSS6点未満
・MCA M2部　・脳底動脈閉塞
・modified Rankin scale 2以上

①発症前のADLが自立 (modified Rankin scale 0-1)
②内頚動脈または中大脳動脈M1部閉塞患者

日本脳卒中学会ほか：経皮的脳血栓回収用機器適正使用指針第3版．脳卒中, 2018 より改変

図7　血栓回収療法の現状

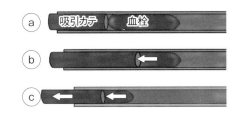

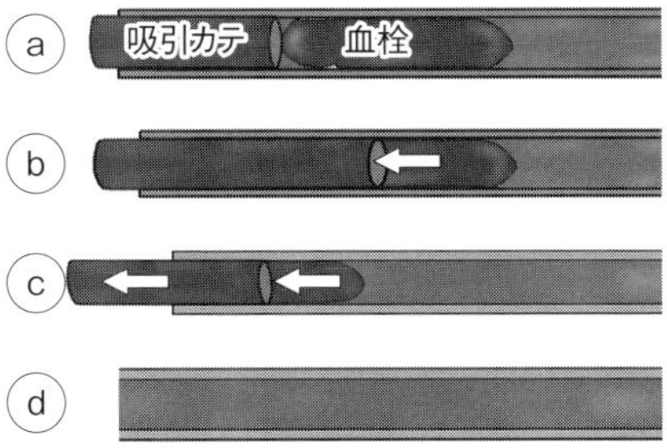

a：血栓
b：吸引
c：吸引カテと血栓を一塊に回収
d：血栓消失

図8　ペナンブラシステム

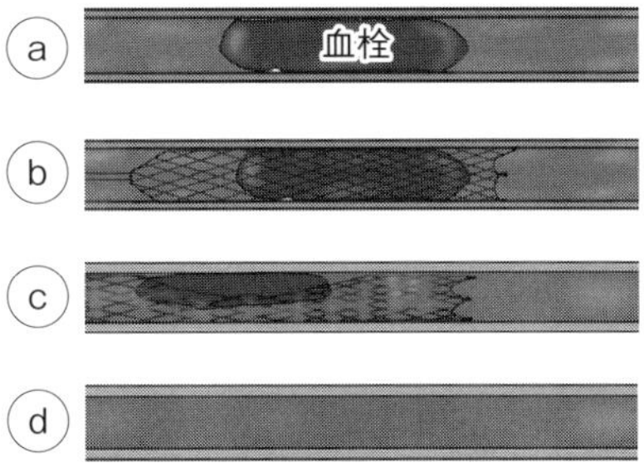

a：血栓
b：ステント展開
c：ステントと血栓を一塊に回収
d：血栓消失

図9　ステントリトリーバー

問題点

①適切な症例選択に使用しているRAPIDというコンピュータソフトは非常に高額なソフトであるため、全国の病院で、同じように症例を選択するのが難しい。

→適切な症例選択に、コンピュータソフト以外の検査法が必要

②人口10万人あたりの治療件数には依然地域格差がある。

→脳卒中診療の均てん化（集約化）のために、医療体制の充実が必要

2. 血栓溶解療法

(recombinant tissue plasminogen activator : rt-PA)

　2005年にわが国に導入されたrt-PA静注療法。当時の適応時間は発症後3時間であったが、2012年に4.5時間まで延長された。そして、最近EXTEND試験の結果が発表された[6]。この試験は、発症後長時間経過した患者さんにおけるt-PA静注療法の有効性を確認するランダム化比較試験である。発症後9時間以内、または起床時に症状に気づいた患者（wake up stroke）で、コンピューターソフトを用いて選択された症例が対象となっている。その結果、発症9時間以内で、かつ適切

な症例を選択すれば、rt-PA有効性が示せたという結果であった。現時点では、適応がある場合は、rt-PA静注療法を優先しなければいけない。

問題点

①再開通率が30%程度であること、特に内頚動脈のような太い血管は再開通率が低い

②出血性合併症の増加

③来院から血管内治療開始までの時間の延長

今後の展望

①超急性期にrt-PAを使用せずに血管内治療単独療法の有効性は？

②rt-PA以外の血栓溶解薬の開発

3. 内科的治療

急性期

○抗血小板療法

　経口抗血小板薬は3つが基本となる（表2）。詳細は本稿では割愛するが、非心原性脳梗塞患者（アテローム血栓性脳梗塞、ラクナ梗塞）に対しては、短期間の抗血小板薬2剤内服（dual antiplatelet therapy : DAPT）の有用性が示されている（表3）。しかし1ヵ月以上の長期投与は、出血リスクの増大が、

表2 各抗血小板薬の特徴

薬名	作用機序	効果発現	メリット	デメリット
アスピリン	Cox-1 阻害薬	30 分〜 1 時間	✓ 安価　✓ 即効性	消化管出血
クロピドグレル	P2Y12 受容体阻害薬	数日	✓ アスピリンと比較し心血管イベント抑制（脳梗塞のみでは差はない） ✓ 消化管出血少ない	発疹、下痢、遺伝的不応性
シロスタゾール	PDE3 阻害薬	3 〜 6 時間	✓ 多面的効果（抗動脈硬化、抗炎症効果） ✓ アスピリンと比較し、脳梗塞抑制、出血リスク低下	頭痛、動悸

表3 短期間DAPTの有用性を示した論文

	CHANCE	POINT
対象	軽症非心原性脳梗塞 or TIA	軽症非心原性脳梗塞 or TIA
DAPT 期間	3 週間	3 ヵ月
脳梗塞再発率	33% 減少	28% 減少
大出血	有意差なし	<u>増加</u>　二次解析：DAPT を 21 日に短期化することで、脳梗塞抑制、出血リスクの上昇抑制

表4 抗血小板薬と抗凝固薬との違い

	抗血小板薬	抗凝固薬
適応病態	血流の早い動脈内での血小板の凝集（白色血栓）抑制	血流の遅い静脈（心腔）内での凝固因子の働き（赤色血栓）抑制
適応病型	アテローム血栓性ラクナ梗塞一部の ESUS	心原性脳塞栓一部の ESUS
主な薬剤名	バイアスピリンクロピドグレルシロスタゾール	DOAC ワルファリンヘパリン
中和	不可能	一部の薬剤は可能

虚血イベント抑制効果を上回ると考えられるため、注意が必要である。

　一方、頭蓋内動脈狭窄や頚動脈狭窄を有するアテローム血栓性脳梗塞患者には、出血リスクと再発予防のベネフィットを十分考慮した上で、3 ヵ月程度のDAPTを継続しても良いと考えられている[7]。

　本邦には、トロンボキサンA2阻害薬の点滴静注が、アテローム血栓性脳梗塞、ラクナ梗塞患者に有効であるが、国際的なエビデンスは存在しない。

○抗凝固療法

　抗凝固療法は、直接作用型経口抗凝固薬（dual oral anticoagulant：DOAC）とワルファリンが基本である（**表4**）。心原性脳塞栓の再発予防目的に有用とされており、より早期の内服開始が再発予防には有効であるが、出血性梗塞の悪化が懸念されており、再発予防と出血リスクはトレードオフの関係である。抗凝固薬の開始時期について様々な研究の結果が出ているが、現状では、発症から14日以内に経口抗凝固薬を開始することは安全であり、出血リスクの少ない軽症患者の場合は、さらに早期から抗凝固薬を開始することが望ましい。また、ヘパリンはエビデンスレベルが低く、選択的トロンビン阻害薬であるアルガトロバンは、本邦でのみ使用されている。

表5 血圧管理

		降圧治療対象	降圧目標	推奨降圧薬
超急性期発症 24時間以内	rt-PA EVT 施行	SBP>185mmHg DBP>110mmHg	180/105mmHg	ニカルジピン、 ジルチアゼム等の微量点滴静注
	rt-PA、 EVT 非施行	SBP>220mmHg DBP>120mmHg	前値の85-90%	ニカルジピン、 ジルチアゼム等の微量点滴静注
急性期発症2週間以内		SBP>220mmHg DBP>120mmHg	前値の85-90%	ニカルジピン、 ジルチアゼム等の微量点滴静注、 あるいは経口薬（下記参照）
亜急性期発症 3-4週	狭窄（-）	SBP>180-220mmHg	前値の85-90%	経口薬 （Ca拮抗薬、ACE阻害薬、 ARB、利尿薬）
	狭窄（+）	SBP>220mmHg DBP>120mmHg	前値の85-90%	
慢性期発症1ヵ月以降		SBP>140mmHg	<140/90mmHg	

○脳保護療法

　発症24時間以内の脳梗塞患者には、エダラボンが有効である。脳梗塞の病型によらず使用できるが、腎機能、肝機能には注意が必要である。

○その他

　血圧管理は表を参考にしてほしい（表5）。発症からの時期（超急性期、急性期、亜急性期、慢性期）、rt-PA、血管内治療（endovascular treatment：EVT）施行の有無で目標値が異なる。また脱水予防に低分子デキストランなどの血液希釈療法も急性期の治療として考慮される。頭蓋内外狭窄症を認め、脂質異常症を認める場合は、プラークの安定化を期待し、十分なエビデンスは存在しないがスタチン投与を検討する。

　今後、エダラボン以外の神経保護薬、免疫調整剤、幹細胞移植なども有望な治療戦略として期待できる。

引用・参考文献

1) Yamamoto Y, Ohara T, Hamanaka M, Hosomi A, Tamura A, Akiguchi I. Characteristics of intracranial branch atheromatous disease and its association with progressive motor deficits. J Neurol Sci. May 15 2011;304（1-2）:78-82.
2) Diener HC, Easton JD, Granger CB, et al. Design of Randomized, double-blind, Evaluation in secondary Stroke Prevention comparing the EfficaCy and safety of the oral Thrombin inhibitor dabigatran etexilate vs. acetylsalicylic acid in patients with Embolic Stroke of Undetermined Source（RE-SPECT ESUS）. Int J Stroke. Dec 2015;10（8）:1309-1312.
3) Hart RG, Connolly SJ, Mundl H. Rivaroxaban for Stroke Prevention after Embolic Stroke of Undetermined Source. N Engl J Med. Sep 6 2018;379（10）:987.
4) Nogueira RG, Jadhav AP, Haussen DC, et al. Thrombectomy 6 to 24 Hours after Stroke with a Mismatch between Deficit and Infarct. N Engl J Med. Jan 4 2018;378（1）:11-21.
5) Albers GW, Marks MP, Kemp S, et al. Thrombectomy for Stroke at 6 to 16 Hours with Selection by Perfusion Imaging. N Engl J Med. Feb 22 2018;378（8）:708-718.
6) Ma H, Campbell BCV, Parsons MW, et al. Thrombolysis Guided by Perfusion Imaging up to 9 Hours after Onset of Stroke. N Engl J Med. May 9 2019;380（19）:1795-1803.
7) Chimowitz MI, Lynn MJ, Derdeyn CP, et al. Stenting versus aggressive medical therapy for intracranial arterial stenosis. N Engl J Med. Sep 15 2011;365（11）:993-1003.

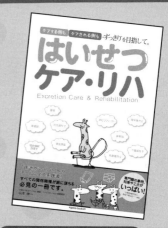
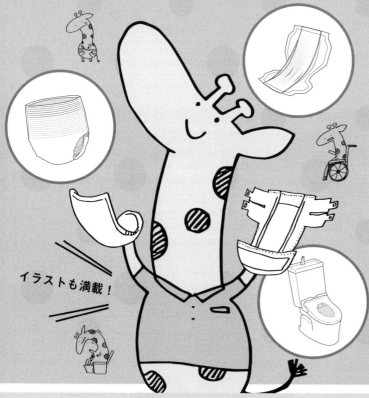

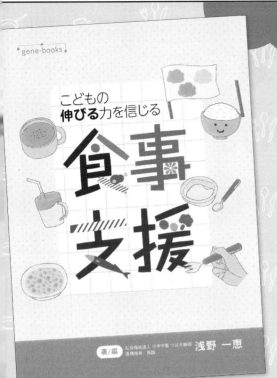

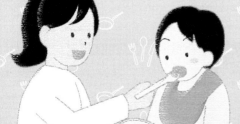

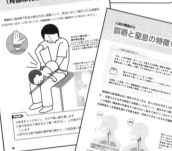

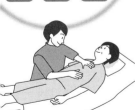
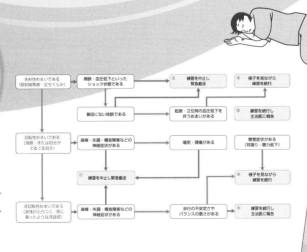

脳卒中リハビリテーション

Stroke rehabilitation

今日の「学び」を明日の患者さんの「生活」へとつなぐ。

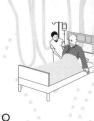

[創刊号] **1-01** 2018.5.15発刊
特集 手段としての歩行

[第2号] **1-02** 2018.8.15発刊
特集 装具を使っての歩行

[第3号] **1-03** 2018.11.15発刊
特集 補助具を用いた歩行

[第4号] **1-04** 2019.2.15発刊
特集 脳卒中リハにおける目標設定

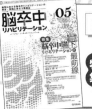
[第5号] **2-01** 2019.5.15発刊
特集 脳卒中嚥下リハビリテーションの最前線

[第6号] **2-02** 2019.8.15発刊
特集 脳卒中者の参加と活動

[第7号] **2-03** 2019.11.15発刊
特集 脳卒中後上肢麻痺に対する課題指向型アプローチUpdate

[第8号] **2-04** 2020.2.15発刊
特集 セラピストがみる脳画像と臨床

テクニックだけでなく、人と心をみよう。

脳血管障害は、65歳以上が要介護の状態になる原因の1位であり、セラピストが臨床で担当する機会が多い症例の1つ。

あらゆるリハビリテーションの手技、テクニックやケア等の情報が溢れている現代ですが、人の性格や好みがそれぞれ違うように、「その人に合ったリハビリテーション」も個別に存在します。それらを理解するためには、クライエントの状態だけでなく、病期を意識した多職種連携や、クライエントの意欲向上、活動、参加、実際の生活へとつながる環境を作っていくことが大切ではないでしょうか。

本誌では、そんなリハビリテーションを提供するセラピスト、また最終的にリハビリテーションを受けるクライエント、双方に価値ある1冊を目指しています。

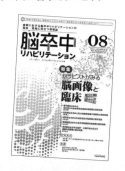

●編集委員●

勝谷 将史
西宮協立リハビリテーション病院　医師

竹林　崇
大阪府立大学　地域保健学域
総合リハビリテーション学類
作業療法学専攻

増田 知子
千里リハビリテーション病院
理学療法士チーフ

吉尾 雅春
千里リハビリテーション病院　副院長
理学療法士

（50音順、敬称略）

脳卒中リハビリテーション
休刊のお詫び

　季刊誌「脳卒中リハビリテーション」では、リハビリテーション医療や介護保険領域において最も関わることの多い疾患の１つである脳卒中をとりあげ、リハビリテーション専門職が急性期、回復期、生活期の領域を超え、多角的な視点で対象者の生活を支えていくために必要な情報をお届けしてまいりました。

　しかし、この度、季刊雑誌として維持することが困難となり、２月15日発売の第２巻第４号をもちまして、休刊させていただくこととなりました。

　創刊より多大なるご支援とご声援をいただきました皆様に、心より厚く御礼申し上げます。

2020年２月15日

株式会社gene 代表取締役
張本 浩平

編集委員代表
吉尾 雅春

脳卒中リハビリテーション（vol.08）

2020年2月15日発行（季刊月15日発行）
定価：2,500円
年間定期購読料（4冊分）：10,000円（配送料・消費税込）

編　　　集：株式会社gene（ジーン）編集部
代　表　者：張本浩平
発　行　所：〒461-0004　愛知県名古屋市東区葵1丁目26-12　IKKO新栄ビル 6 階
Ｔ　Ｅ　Ｌ：052-325-4406（代表）
メ　ー　ル：publisher@gene-llc.jp
Ｗ　ｅ　ｂ：http://www.gene-llc.jp
印刷・製本：株式会社シナノパブリッシングプレス
広告申し込み所：㈱医薬広告社　TEL：03-3814-1971